# Die zwölf Heilwunder der Natur

W0233380

Hofmann, Keller, Kraaz, Wiegel, Fritsche, von Rohr

# Die zwölf Heilwunder der Natur

Aloe vera, Teebaumöl, Melatonin,
Arnika, Ginkgo, Enzyme, Schwarzkümmel

ECON Taschenbuch Verlag

Veröffentlicht im ECON Taschenbuch Verlag
Originalausgabe
Der ECON Taschenbuch Verlag ist ein
Unternehmen der ECON & List Verlagsgesellschaft
© 1997 by ECON Verlag GmbH, Düsseldorf und München
Umschlaggestaltung: KKK, Köln
Titelabbildung: Quauke, Köln
Die Ratschläge in diesem Buch sind von Autor und Verlag sorgfältig
erwogen und geprüft; dennoch kann eine Garantie nicht übernommen
werden. Eine Haftung des Autors bzw. des Verlags und seiner Beauf-
tragten für Personen-, Sach- und Vermögensschäden ist ausge-
schlossen.
Lektorat: Heike Neumann
Gesetzt aus der Rotis Serif/Rotis Sans Serif
Satz: Alinea GmbH, München
Druck und Bindearbeiten: Ebner Ulm
Printed in Germany
ISBN 3-612-19017-2

# Inhalt

# Einleitung

Die Natur ist voller Wunder. Im Altertum, im Mittelalter und in ländlichen Gegenden noch bis in unser Jahrhundert hinein haben Menschen Gesundheit und Heilung in der Natur gefunden. Sie haben sich vom Gabentisch der Natur ernährt, nicht von industriell hergestellten Waren. Sie haben sich mit Mitteln und Medizin aus der Natur kuriert, nicht mit künstlich erzeugten chemisch-pharmazeutischen Produkten.

Selbstverständlich hat die moderne wissenschaftliche Medizin ihren Platz in unserem Leben, ihre deutliche Berechtigung. Aber es ist nicht verwunderlich, daß Menschen in einer Zeit, in der die Technik die Oberhand zu gewinnen scheint, sich auf die Kräfte der Natur zurückbesinnen.

Industriell hergestellte Massenware, die Geschwindigkeit von Düsenflugzeugen und Mondraketen und die Hochtechnologie von Computer und Laser bestimmen unser Leben weitgehend. Und auch im Gesundheitswesen sind komplizierte Apparaturen und eine Unzahl synthetischer Pillen zum Kennzeichen des medizinischen Alltags geworden.

Dieses Buch stellt zwölf herausragende Heilkräfte aus der Natur vor. Menschen, die von ihren Wirkungen begeistert sind, betrachten sie als »Heilwunder der Natur«. So wunderbar ihre Wirkungen im Einzelfall sein mögen, ist es doch sinnvoll, sich an folgendes zu erinnern: Es gibt kein Allheilmittel und kein Alleinheilmittel auf dieser unvollkommenen Erde. Worauf der eine wunderbar anspricht, reagiert ein Zweiter gar nicht. Was dem einen hilft, schadet womöglich einem anderen.

Diese »zwölf Heilwunder aus der Natur« eignen sich vor allem für die Vorbeugung, für die Gesundheitsvorsorge. Es gibt zahlreiche Fälle, in denen sie auch als eine oder sogar die einzige Form der Behandlung gewirkt und geheilt haben.

Wir müssen jedoch selbst herausfinden, welches der hier beschriebenen Mittel für uns auf welche Weise wirkt. Wenn Sie unter einer akuten Gesundheitsbeschwerde leiden, ist und bleibt es natürlich immer sinnvoll, kompetenten medizinischen Rat einzuholen!

Auf der anderen Seite gibt es auch Stimmen, die sagen, daß die Anwendung von meist sehr preiswerten und wirksamen natürlichen Heilmitteln ein »Politikum« darstellt, daß es Kräfte gibt, welche die Verbreitung dieser Mittel aktiv behindern – weil es profitabler sei, wenn Menschen viel und lange krank sind, wenn die Bürokratie viel Macht und die Industrie viel Gewinn hat.

Überlegen Sie doch einmal daran, wie häufig im Zuge der »Gesundheitsreform« die Rede davon ist, wie wir gesünder bleiben bzw. schneller heilen können? Praktisch nie! Das taucht weder in Politikerreden noch in Zeitungsschlagzeilen auf.

Und wie häufig ist die Rede von explodierenden Preisen und Kosten und Umverteilung von Geldern? Eigentlich immer! Immer geht es nur um Geld, fast nie um Gesundheit.

Wie dem auch sei: Wir wünschen Ihnen von Herzen gute Gesundheit, einen wachen Geist, ein bewußtes Bemühen um die richtige Gesundheitsvorsorge und einen großen Nutzen im Umgang mit dem einen oder anderen Mittel der »zwölf Heilwunder der Natur«.

Sie erfahren übrigens mehr über diese und andere Mittel und Methoden und können vielen der Autoren dieses Buches sowie anderen Gesundheitsexperten auf den halbjährlichen »Gesundheitstagen« begegnen, bei denen wir die Programmleitung innehaben (siehe auch Anhang).

Ursula Maria und Wulfing von Rohr
Herausgeber der ECON-Reihe Esoterik & Leben
im Frühjahr 1997

# 1. Der Niembaum:

## Ein universelles Heilwunder aus Indien

*Wulfing von Rohr*

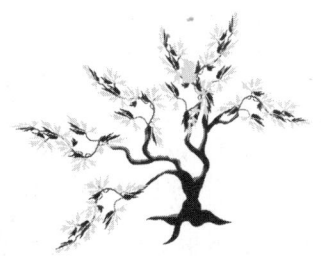

Ein altes Sprichwort aus dem Ayurveda, der Medizinlehre Indiens sagt: *»Nimbati ivasthyamdadati.«* Das heißt auf deutsch etwa: *»Niem – um gute Gesundheit zu geben!«*

### Allgemeine Informationen

Der Niembaum ist eine faszinierende Pflanze, ein wahrer Wunderbaum. Manche Wissenschaftler gehen so weit, über den Niembaum zu schreiben: »Ein Baum, um globale Probleme zu lösen«. (»Niem: A Tree For Solving Global Problems«, National Academy Press, Washington D. C. 1992) Sie fahren fort: »Wahrscheinlich birgt keine andere (Pflanze) so viele eigentümliche und unterschiedliche Produkte oder besitzt so viele nutzbare Nebenprodukte. Manche Wissenschaftler sehen tatsächlich voraus, daß diese Pflanze ein neues Zeitalter in der Schädlingsbekämpfung einleiten wird, Millionen von Menschen billige Medikamente liefern kann, die Zuwachsrate des Bevölkerungswachstums verringern kann und vielleicht sogar Erosion vermindern, den Verlust von Waldflächen ausgleichen und die erhöhten Temperaturen eines überhitzten Globus senken kann.« (A. a. O.)

Was ist das für ein Baum mit solchen phantastischen Eigenschaften? Worin bestehen die bereits heute sinnvollen Anwendungen für jedermann? Welchen Nutzen hat der Niembaum für uns? Hier praktische erste Antworten.

Der botanische Name des Niembaums lautet *Azadirachta indica A. Juss.* Es handelt sich um einen Verwandten des Mahagoni-Baums, der in Indien und Burma heimisch ist. Heutzutage wird er jedoch auch in Afrika und in manchen Teilen der USA angebaut. Er ist groß und hoch, breitet sich aus wie eine Eiche und trägt eine Fülle honigsüß duftender weißer Blüten, vergleichbar den Blüten einer Robinie. Das Blattwerk des Niembaums ähnelt dem eines Walnußbaums oder einer Esche; seine Früchte sehen aus wie Oliven.

Selten ist dieser Baum ganz ohne Blätter, auch wenn er zeitweise Blätter abwirft. Der Schatten, den er spendet, macht ihn zu einem wahren Segen in den heißen Landstrichen Indiens. Man schätzt, daß es in Indien etwa 18 Millionen dieser Bäume gibt.

In Ländern wie Somalia und Mauretanien dient der Niembaum dazu, die weitere Ausbreitung der Sahara nach Süden zu stoppen.

Nahe Mekka, auf der Ebene von Arafat, wurden 50.000 solcher Niembäume gepflanzt, um Millionen von Pilgern auf ihrer Hadsch, der Pilgerfahrt zu den heiligen Stätten des Islams, während ihrer Rast Schatten in der glühenden Sonne zu geben.

## Niem als Sonnenschutz und in der Landwirtschaft

Seit Jahrtausenden ist der Niembaum bekannt dafür, daß er vor Schädlingen in Landwirtschaft und Haus schützt.

Heuschreckenschwärme verhungern eher, als daß sie die
für sie ungenießbaren Niemblätter an- oder gar auffressen!
Der deutsche Entomologe (Insektenforscher) Heinrich
Schmutterer beobachtete während einer Heuschreckenplage
im Sudan Ende der fünfziger Jahre, daß die Heuschreckenschwärme sich zwar auf und in den Niembäumen nieder-
ließen, diese Blätter aber nicht anfraßen, und die Niembäume die einzigen Bäume waren, die mit Blattgrün
stehenblieben.

Die Inhaltsstoffe der Niemblätter wirken, wie man heute
weiß, gegen mindestens 200 Insektenarten (auch gegen Kakerlaken, Kaffeekäfer, Reisschädlinge usw.) sowie gegen Milben, Nematoden, Pilze, Bakterien und sogar gegen einige Viren. Sogar gegen innerliche Parasiten wirkt der Niembaum
bzw. seine Inhaltsstoffe.

Aus Niemblättern gewonnene Extrakte schützen nicht nur
lebende, wachsende Pflanzen, sondern auch eingelagerte
Feldfrüchte wie Mais, Bohnen und Sorghum.

Das besonders Interessante daran: Niem ist ein Naturprodukt,
das für Menschen, Haustiere und Nutztiere keinerlei schädliche Nebenwirkungen zeigt! (Für den Hausgebrauch ist inzwischen ein wirksames Insektenmittel entwickelt worden,
das am Ende dieses Kapitels erwähnt wird.)

Der Niembaum wächst auch auf kargen Böden, die trocken
sind und wenige Nährstoffe enthalten. Dabei gehört er zu
den schnellwachsenden Pflanzen. Samen bzw. Früchte und
Blätter werden für eine ganze Fülle medizinischer und land-
wirtschaftlicher Anwendungen verwendet, die alle umwelt-
freundlich sind.

Niemfrüchte enthalten bis zu 40 % Öl, das antibakterielle
und fungizide (gegen Pilze wirksame) Eigenschaften besitzt.
Das Öl eignet sich damit als Inhaltsstoff für Seifen, Desinfek-
tionsmittel und andere pharmazeutische und kosmetische
Produkte.

Das Restprodukt, nachdem die Früchte entölt worden sind, der sogenannte Niemkuchen, ist ein beliebter Dünger, der viele Pflanzennährstoffe enthält, ähnlich wie Mist. Er hilft, den Stickstoff im Boden zu halten und schädliche Nematoden zu töten, ohne die Erde und deren nützliche Lebewesen sonst irgendwie zu belasten. Regenwürmer zum Beispiel gedeihen sogar besser.

In seinen Früchten und Blättern ist der Wirkstoff *Azadirachtin* enthalten, der als Insektenmittel und Wachstumsregulator wirkt. Es wird von Pflanzen absorbiert und wirkt »systemisch«, also von innen heraus. Die genannten über zweihundert Schädlingsarten bekämpft dieser Wirkstoff, ist dabei jedoch für Menschen, Haustiere, Vögel und nützliche Insekten völlig unschädlich – ein Wunder der Natur!
Wenn ein Niembaum nahe beim Haus wächst, werden die Blätter des ausgewachsenen Baumes Mücken, Bremsen und Stechfliegen fernhalten, während die herabgefallenen alten Blätter Flöhe, Zecken und Kakerlaken aus dem Hof vertreiben.

In der Landwirtschaft wirkt Niem also als Schädlings- und Insektenmittel gegen Insektenbefall, Bodenpilze, Pflanzenviren und andere Schädlinge, und es dient zur Bodenverbesserung und Düngung. Wir wollen uns nun aber seinen medizinischen Wirkungen zuwenden.

## Medizinische Wirkungen

Rinde, Samen, Blätter, Früchte und Öl des Niembaums enthalten bemerkenswerte Wirkstoffkombinationen. In zahlreichen klinischen Versuchen und in außerklinischen Einzelanwendungen haben Wissenschaftler, Ärzte und Naturheilkundige folgenden pharmakologischen und therapeutischen Nutzen festgestellt und erforscht.

Niem wirkt nach bisherigen Erkenntnissen:
antiviral (gegen Viren) – antimikrobiell (gegen Mikroben) –
fungizid (gegen Pilze) – antibakteriell (gegen Bakterien) –
antipyretisch (entzündungshemmend) – gegen Geschwulste –
analgetisch (schmerzstillend) – immunstimulierend – anthel-
mintisch (gegen Würmer und Parasiten) – antiemetisch (gegen Übelkeit und Brechreiz).

## Anwendungsbeispiele

**Hautprobleme:** Nach dem indischen Ayurvedawissen gehen
Hautkrankheiten vor allem auf ein Übermaß an zuckrigen
Substanzen im Körper zurück. Das »Gegenmittel« gegen
»süß« ist »bitter«. Deshalb benutzt man das bittere Niem, um
Hautprobleme zu heilen bzw. zu lindern.
Psoriasis, Ekzeme, Akne, Pilze (Fußpilz etc.), Dermatitis und
Neurodermitis, aber auch vorzeitige oder durch Streß be-
dingte Faltenbildung sind Einsatzgebiete für Niemmittel, die
oft rasch und überzeugend wirken.
Der Autor kann dazu etwas aus eigener Erfahrung als Be-
troffener mitteilen: An meinen Beinen traten vor allem im
Winter, bei ungenügender Luftfeuchtigkeit und großer Anspannung sowie langdauernder Arbeit vor dem Computer
immer wieder Ekzeme auf. Weder Ärzte noch Heilpraktiker
konnten helfen, bis ein amerikanischer Dermatologe eine
bestimmte Cortisonsalbe verschrieb, die auch gut wirkte.
Als ich den Niemmitteln zum erstenmal begegnete (im De-
zember 1996), entschloß ich mich, die Probe aufs Exempel
zu machen und die Niemsalbe anzuwenden. Sie wirkte bereits am ersten Tag; nach vier- bis fünfmaliger Anwendung
dieses Niemmittels kann ich auf die Cortisonsalbe ganz ver-
zichten!
Bei Akne und schwerer Akne wirkt Niem antibakteriell, vermindert die Akne-Entzündungen und kann sogar noch
Nachwirkungen früherer Akne auf bzw. in der Haut »reparie-

ren«. Auch bei Warzen wird Niem äußerlich mit Erfolg eingesetzt.

Und sogar bei Falten hat sich die Niemsalbe als »Verjüngungsmittel« bewährt – auch hier hat der Berichterstatter eigene Erfahrungen machen dürfen.

Statt einer Salbe kann man auch den Inhalt der Niemkapseln herausnehmen, mit etwas Wasser vermischen und dann lokal auftragen.

Auch für die **Haare**, gegen Schuppen und um die Kopfhaut zu regenerieren, hat sich Niem nach Angaben von Therapeuten einen guten Ruf erworben. Man träufelt Niemtinktur, einem Extrakt aus den Blättern des Niembaums, auf Kopfhaut und Haare und massiert dieses gründlich ein. Bald wird es auch bei uns sicher Niemshampoo geben. Selbstverständlich sollte man bei solchen Problemen auch auf eine gesunde und ausgewogene Ernährung achten. Innerlich kann man dazu auch Niemkapseln einnehmen (die später erwähnten sind ohne Gelatine!).

Zur **Mundhygiene**, für die Gesundheit von Zahnfleisch und Zähnen und um im Frühstadium Karies und Parodontitis zu verhindern, wird Niem in Indien seit Jahrtausenden benutzt. Karies entsteht bekanntlich aufgrund von Bakterien, die sich in einem »sauren« Milieu im Mund entwickeln. Plaque, die Vorstufe zu Zahnfleischentzündung und Zahnfleischschwund, entsteht ebenfalls als Folge von Bakterien (und schlechter Ernährung sowie mangelhafter Zahnpflege). Niem enthält antibakteriell wirksame Inhaltsstoffe. Man kann entweder einige Tropfen der Tinktur in wenig Wasser geben und damit ausgiebig den Mund spülen. Oder man kann den Inhalt der Kapseln herausnehmen, in Wasser geben und damit gurgeln – schmeckt allerdings ziemlich bitter. In Indien kauen die Menschen gern auf Niemzweigen oder Stücken der Niemrinde. Es gibt bei uns auch eine Zahnpasta, die Niem enthält (siehe weiter unten).

Niem wirkt nachweislich auch gegen eine Vielzahl von **Parasiten und Viren.** Gerade nach Reisen in subtropische oder tropische Länder kehren viele Touristen nicht nur mit zeitweise unangenehmen Verdauungsstörungen zurück, sondern leiden – meist, ohne es zu wissen – unter einem Parasitenbefall. Kleinstlebewesen haben sich im Darm und in anderen Körperzonen eingenistet und werden von Zeit zu Zeit aktiv. Da oft kein klarer Auslöser zu existieren scheint und keine klare Zuordnung von Symptomen – wie zum Beispiel chronische Müdigkeit – vorliegt, wird die häufige Ursache, nämlich Parasiten, übersehen und nicht behandelt. Niem, in Form von Kapseln oder Tropfen eingenommen, wirkt hier oft Wunder.

In amerikanischen Veröffentlichungen ist zu lesen, daß Niem auch bei *Aids*, *Krebs*, *Diabetes* und *Herzproblemen* helfen soll. Es soll hier vor allem das Immunsystem stärken und Bakterien, Mikroben, Parasiten und Viren, die als Krankheitsauslöser oder -begleiter in Frage kommen, ausschalten. Vor zu großen Hoffnungen in dieser Hinsicht ist aus meiner begrenzten Perspektive allerdings zu warnen. Sicher mag der Einsatz einen Versuch wert sein; auf keinen Fall sollte eine vom Arzt empfohlene Behandlung aber ausgesetzt werden. Am besten bespricht man das mit dem zuständigen Therapeuten.
Bei Diabetes mögen die Aussichten vielleicht noch am vielversprechendsten sein, weil Niem in Indien – wohl wegen seiner Bitterstoffe – hierfür zumindest in diesem Jahrhundert häufig angewandt wird.

Niem wirkt bei manchen (allen?) **Herpes**arten sowie bei **Hefepilzbefall** (*Candida*, »Yeast-Infection«) in der Vagina. Es werden Spülungen mit einigen Tropfen der Tinktur empfohlen, außerdem die innerliche Einnahme sowie bei äußerlichen Herpesbläschen ein dünnes Auftragen der Salbe bzw. des mit etwas Wasser vermischten Kapselinhalts mit dem Niemblätterpulver.

## Weitere Anwendungen

Die Autoren Mark Ketchel und John Conrick (siehe auch Literaturhinweise weiter unten) geben eine unglaubliche Fülle von Anwendungsgebieten bzw. Indikationen an.
Ich will hier Stichworte nennen, als Zusatz zu den oben erwähnten Anwendungen, als Information, nicht jedoch unbedingt als Empfehlung:

Malaria, Hepatitis, Empfängnisverhütung (Niemöl als Vaginallubrikant), Enzephalitis, Allergien (äußerliche Anwendung und innerliche Einnahme), Magengeschwüre, Kopfschmerzen, Fieber, Ohrenschmerzen, Schnittverletzungen, Verbrennungen (Niemsalbe), Lebensmittelvergiftung, Windpocken, Grippe, Wundwerden bei Babys, urologische Beschwerden (Niemtee trinken; aus Blättern oder Aufguß des Blattpulvers in den Kapseln), Zahnfleischbluten (Niemzahnpasta, Gurgeln mit verdünnter Niemtinktur), hoher Blutdruck, hoher Cholesterinspiegel, Herzrhythmusstörungen, Blutverbesserung, Nierenentlastung (Niemkapseln innerlich und Niemtee, um die Entgiftung zu verbessern), Hämorrhoiden (Salbe auftragen), Läuse (Niemtinktur auf Kopfhaut), Würmer (Niem innerlich), Arthritis, Rheuma (angewärmte Salbe äußerlich, Niemtee bzw. Kapseln innerlich), Konjunktivitis …
Die Liste ist fast unerschöpflich. Die Literaturangaben der beiden Autoren umfassen viele Seiten; sie zitieren immer anerkannte Wissenschaftler aus den USA, Europa und Asien.

Der Niembaum hat also auf jeden Fall ein ungeheures Heilpotential, das wir gerade erst beginnen zu entdecken. In meiner eigenen Hausapotheke erhält Niem seit meinen positiven Erfahrungen nun einen größeren Raum. Hoffentlich hilft der alte indische Niembaum auch Ihnen!

## Niemprodukte in Deutschland

Besonders empfehlenswert sind nach meinen Recherchen die Produkte von *Niem Aura* aus den USA. Sie zeichnen sich durch besonders hohe Qualitätsstandards aus. Der Anbau ist streng kontrolliert organisch von eigenen Plantagen der Firma in Florida. Sowohl die Hauptwirkstoffe aus dem Niembaum als auch die Zusatzstoffe der Produkte (Aloe vera, Jojobaöl, Vitamin E, Hilfsstoffe usw.) werden ohne irgendwelche tierischen Beiprodukte verarbeitet. Die *Niem-Aura*-Produkte sind »animal & cruelty-free«, also auch nicht an Tieren getestet.

Niemprodukte sind Kräuterzubereitungen bzw. Ernährungszusatzstoffe. Man sollte in der Anwendung sehr verantwortungsbewußt vorgehen, sie nur für sich selbst benutzen (im Rahmen der Eigenverantwortung und der Selbstbestimmung) und sie anderen nur dann geben, wenn man als medizinischer Therapeut amtlich zugelassen ist. Weiter unten sind einige Ärzte und Heilpraktiker genannt, die erste Erfahrungen mit Niem gesammelt haben und die ich als Ansprechpartner zur weiteren Information gut empfehlen kann.

– **Extrakt von Niemblättern als Tinktur bzw. Tonikum**
   zur innerlichen und äußerlichen Anwendung (29 ml; ca. 36 DM)
   *Äußerlich:* meist unverdünnt 1–2 Tropfen auf die betroffene Stelle (ähnlich wie Bach-Notfalltropfen!)
   *Innerlich:* mehrere Tropfen in wenig Wasser zur Einnahme oder zum Gurgeln; Tropfendosis individuell.

– **Extrakt von Niemblättern in Kapseln**
   zur Einnahme und u. U. zur äußerlichen Anwendung (60 Kapseln à 500 mg, vegetarische Kapseln, also ohne Gelatine!; ca. 36 DM)

*Einnahme:* je nach Indikation 2 x 1 Kapsel bis zu 3 x 2 Kapseln täglich (unbedingt mit Arzt/Heilpraktiker abstimmen!)
*Äußerlich:* Kapseln öffnen, Blattpulver mit wenig Wasser zu Paste verrühren, örtlich dünn auftragen, mehrfach wiederholen.

– **Niemcreme mit Aloe vera u. a. Ölen**
zur äußerlichen Anwendung auf den betroffenen Hautpartien und als Gesichtscreme sowie »Antifaltenmittel« (55 ml; ca. 48 DM)
*Anwendung:* dünn auf betroffene Stellen auftragen, mehrmals täglich.

Es gibt auch eine Hautlotion sowie Seifen mit Niemöl; allerdings ist die Seife leider (Transportkosten?) ziemlich teuer (ca. 12 DM für ein 100-g-Stück). Die Firma Dr. Grandel führt auch eine Zahnpasta mit Niem.

– **Nieminsektenmittel**
Spray, das Mücken, Schnaken, Milben, Läuse, Flöhe, Kakerlaken etc. von der eigenen Haut und auch im Fell von Haustieren fernhält (120 ml; ca. 18 DM).
*Anwendung:* auf die Haut auftragen bzw. Haustieren aufsprühen; außerdem sparsam in Ecken, Winkel, Ritzen einsprühen.

*Bezugsquellen für* Niem-Aura-*Produkte im* deutschsprachigen Raum

Für Einzelvertrieb Deutschland und Händlerbestellungen aus der ganzen EU:
Wrage Versandservice Hamburg, Schlüterstr. 4,
D-20146 Hamburg, Tel. 0 40-45 52 40, Fax 44 24 69

Für Einzelvertrieb Österreich:
Sieglinde Mühlberger, Langmoos 6, A-5621 St. Veit i. Pg.,
Tel. 0 64 15-78 82

Für Einzelvertrieb Schweiz:
Beate Sprissler, Hausherrenstr. 40, D-78315 Radolfzell,
Tel./Fax 0 77 32-5 41 40 (D!)

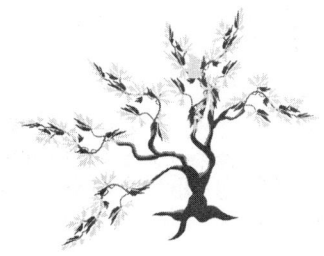

## 2. Melatonin:

## Die Wunderdroge des 21. Jahrhunderts?

*Dr. Barbara Fritsche*

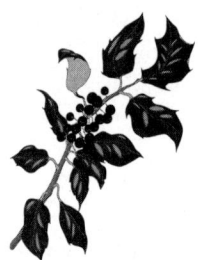

Obwohl die Lebenserwartung immer weiter ansteigt und die medizinische Versorgung ständig verbessert wird, suchen viele Menschen nach zusätzlichen lebensverlängernden Wundermitteln und Jungbrunnen. Kann Melatonin eines von ihnen sein?

### Was ist Melatonin – woher kommt Melatonin ?

Melatonin gehört zu einer Gruppe von Überträgerstoffen im Körper, die man als Hormone bezeichnet.

Hormone sind chemische Informationsvermittler zwischen verschiedensten Zellarten und beeinflussen schon in geringsten Konzentrationen ganz charakteristisch den Stoffwechsel.

Über hochkomplexe Rückkopplungsmechanismen stellen sie im Zusammenspiel mit Vitaminen und Enzymen eine zentrale Steuerung der Zellfunktionen dar.

Diese drei Wirkstoffgruppen faßt man daher auch unter der Bezeichnung »Biokatalysatoren« zusammen.

Bekannte Hormone sind zum Beispiel die Schilddrüsenhormone, zu deren Aufgaben Stoffwechselregulation und Wachstumskontrolle zählen.

Östrogen und Testosteron als Sexualhormone gehören zu den prominenteren Vertretern der Hormongruppe, weniger bekannt ist, daß auch Kortison und Adrenalin ihre Aufgaben als Hormone erfüllen.

Hormone erreichen über die Blutbahn ihre Zielorgane und entfalten dort über komplexe Rezeptormechanismen ihre Wirkungen.

Die Bildungsorte der Hormone sind über den ganzen menschlichen Körper verbreitet – von der Schilddrüse über die Nebenniere bis hin zu Organen im Gehirn.

Auch in der sogenannten Zirbeldrüse (Corpus pineale oder auch als Epiphyse bezeichnet) wird eine Vielzahl von chemischen Botenstoffen produziert.

Die Zirbeldrüse ist schon seit über 3000 Jahren bekannt und hat speziell in der Yogalehre eine besondere Bedeutung. Das in der Epiphyse lokalisierte Kronenchakra nimmt in der Reihung der Zentren der Lebensenergien (Chakren) die höchste Wertung ein und repräsentiert das oberste Zentrum der spirituellen Macht. Es wird als Pforte zur perfekten Ruhe und Harmonie angesehen.

Yogis sehen in der Zirbeldrüse das sogenannte Dritte Auge, durch das die Seele beim Tod den Körper verläßt.

Auch die Bibel erwähnt das Dritte Auge als »des Leibes Leuchte«, bekannte Philosophen wie der Franzose René Descartes sahen in der Epiphyse den Sitz der Seele oder zumindest den Verknüpfungspunkt zwischen Leib und Seele.

## Die physiologischen Funktionen von Melatonin

Melatonin (die chemische Bezeichnung lautet N-Acetyl-5-Methoxytryptamin) ist das wichtigste Hormon der Epiphyse.

Auch die Namensgebung ist interessant und gibt einige Hinweise auf seine Wirkung.

Melatonin beeinflußt sogenannte Melanin erzeugende Zellen; die chemische Vorstufe des Melatonins ist das Serotonin, der »Glücklichmacher« unter den Hormonen und ein wichtiger biologischer Mediator im menschlichen Körper.

Eine Kombination der beiden Begriffe Melanin und Serotonin führte zur Namensgebung von Melatonin.

### Was kann also dieses Wundermittel, das in allen Massenmedien der letzten Zeit auftauchte?

Es wird als Allheilmittel gegen Alterungsprozesse angepriesen, soll vor Herz-Kreislauf-Erkrankungen schützen, die Immunabwehr anregen, Krebs vorbeugen, depressive Erkrankungen günstig beeinflussen, Morbus Alzheimer und Parkinsonismus verhindern, Jetlag-Symptome verringern und als natürliches Schlafmittel wirken, sich als Kontrazeptivum eignen und die Sexualität günstig beeinflussen.

Was davon ist sicher bewiesen, was trifft möglicherweise zu, und welche Wirkungen sind schlicht und einfach ins Reich der Phantasie zu verweisen?

### Wissenschaftlich nachgewiesene Eigenschaften von Melatonin

Ist Melatonin quasi eine »innere Uhr« und ein nebenwirkungsfreies sowie rezeptfreies Schlafmittel? Beginnen sollte man die Betrachtung der Wirkungen von Melatonin mit der am besten belegten Wirkung dieses Mittels, mit der Beeinflussung des Schlafes bzw. mit dem Zusammenhang von Melatonin mit der Chronobiologie, der Lehre von der Rhythmik biologischer Abläufe.

Melatonin wird in einem bestimmten Rhythmus ausgeschieden, und zwar schüttet die Epiphyse bei ungestörtem Schlafaktivitätsrhythmus nachts am meisten Melatonin aus. Umgekehrt beeinflußt Melatonin den körpereigenen Zeitgeber (die »innere Uhr«) im sogenannten Nucleus suprachiasmaticus – ein weiterer Hinweis auf das komplexe Zusammenspiel vieler körperlicher Funktionen mit Melatonin.

Ebenso ist erwiesen, daß neben Licht und körperlicher Aktivität auch soziale Faktoren, Streß und Nahrungsaufnahme die Melatoninsekretion beeinflussen. Melatonin fungiert also als »Zeitgeber« der inneren Uhr.

In einer Reihe von experimentellen und klinischen Studien konnte eine Beeinflussung des Schlafes beziehungsweise des gestörten Schlafes durch Melatonin gezeigt werden. Bei gesunden Menschen scheint die schlaffördernde Wirkung von Melatonin von der verabreichten Dosis abzuhängen.

Bei älteren Patienten mit Schlafstörungen und Melatoninmangel jedoch konnte nachgewiesen werden, daß die Schlafqualität durch Melatoningabe eindeutig verbessert wurde.

Bei jüngeren Patienten mit pathologisch verschobener Schlaf-Wach-Rhythmik (Delayed phase sleep syndrome) wurde eine Normalisierung des Schlafrhythmus unter Melatoninbehandlung beschrieben.

Anscheinend profitiert aber nur ein Teil der unter chronischer Schlaflosigkeit leidenden Patienten von Melatoningaben.

Die Frage nach der richtigen Dosierung ist momentan leider kaum allgemein verbindlich zu beantworten, da die Menge des verabreichten Melatonins bei verschiedenen Untersuchungen von 0,3 mg Melatonin bis zu 50 mg Melatonin reichte!

## Melatonin als Abhilfe bei Jetlag-Symptomen?

Auch das Phänomen Jetlag, jene Erscheinung, bei der es nach Überfliegen mehrerer Zeitzonen zu einer Verschiebung des inneren »zirkadianen« Rhythmus kommt, kann durch Melatonin beeinflußt werden.

Tag-Nacht-Rhythmus, Schlaf-Wach-Rhythmus, sozialer Ablauf und Mahlzeiten des Zielortes passen nicht mehr zu den physiologischen Rhythmen des Reisenden.
Die Folgen davon sind Müdigkeit, Unbehagen, Schlafstörungen, verminderte körperliche und geistige Leistungsfähigkeit und gastrointestinale Störungen – eben die Symptome des Jetlag.

Hier erwies sich, daß durch Melatonin eine günstige Beeinflussung der Geschwindigkeit der Adaptierung und der Schwere des Jetlag-Symptoms zu erreichen war.
Als Faustregel für die Melatonineinnahme bei Langstreckenflügen kann daher gelten:
1. Zeitpunkt der Einnahme: ein bis drei Stunden vor der Schlafenszeit der neuen Zeitzone;
2. Dosis: 1 mg pro Stunde Zeitdifferenz, wobei sich aufgrund des Mangels an Langzeitpräparaten eine Aufteilung der Dosis empfiehlt.

Zusammenfassend läßt sich also feststellen, daß die vorliegenden Berichte für einen schlaffördernden Effekt von Melatonin sprechen, vor allem bei niedrigem körpereigenen Melatoninspiegel.
Ob Retardpräparate, die über längere Zeit einen relativ konstanten Blutspiegel bewirken, güstiger sind als Zubereitungen, die einen höheren, dafür kürzer vorhandenen Spitzenwert erzeugen, müssen künftige Studien erst noch zeigen.
Auch zur Vorbeugung von Jetlag-Symptomen scheint Melatonin sehr gut zu wirken.

## Melatonin als Radikalfänger und Retter vor Alterungsprozessen

Die Funktion von Melatonin als Radikalfänger, Antioxidans und sogenannter Scavenger ist ebenso wissenschaftlich untersucht worden. Hierbei vermuten Wissenschafter einen Zusammenhang mit dem Alterungsprozeß.

Eine bekannte Tatsache ist, daß die Melatoninproduktion mit zunehmenden Alter immer weiter absinkt. Spitzenwerte werden bei Säuglingen festgestellt, im mittleren Lebensbereich liegen auch die Melatoninwerte in mittleren Bereichen, um dann im Alter dramatisch abzusinken.
Bei Tierversuchen lebten alte Ratten, denen man Epiphysen von Jungtieren transplantiert hatte, wesentlich länger als die nichtoperierte Vergleichsgruppe.

Genauere Studien mit Menschen stehen noch aus, aber eine mögliche Wirkung ist auch hier dem Melatonin nicht abzusprechen – bedenkt man seine Funktion als Radikalfänger und damit Bewahrung des Körpers vor radikalvermittelten entzündlichen Prozessen.
Natürlich gibt es auch Vermutungen, daß die Wirkung von Melatonin auf Alterungsprozesse über immunstimulierende Mechanismen zustande kommt. Aber auch diesbezüglich fehlen noch schlüssige Beweise für diese Behauptungen.

Die Erwartungen von Patienten mit neurodegenerativen Erkrankungen wie Morbus Alzheimer und Parkinsonismus, die ihre Hoffnungen auf zukünftige Therapien mit Melatonin setzen, sind durchaus verständlich.
Diese Hoffnungen sind teilweise sicherlich gerechtfertigt, wenn man bedenkt, daß die zirkadianen Rhythmen bei Patienten mit Morbus Alzheimer besonders gestört sind.
Zugeführtes Melatonin kann die Blut-Hirn-Schranke leicht passieren und ins Gehirn eintreten. Einen eventuell vorhan-

denen Mangel könnte man daher durch Melatoningabe ausgleichen.

Daß Melatonin auch bei Patienten mit Erkrankungen aus dem depressiven Formenkreis wirksam werden kann, ist eher zu bezweifeln. Weder als Ursache noch als Behandlung der von der Jahreszeit abhängigen Depressionen konnte man eindeutige Beweise für die Wirksamkeit von Melatonin finden.
Daher dürfte den vorliegenden Daten nach das Mittel Melatonin keinen besonderen Stellenwert bei der Behandlung depressiver Erkrankungen erlangen.

### Melatonin als neues Krebs–Wundermittel und Vorbeugung gegen Herzerkrankungen? Melatonin vielleicht sogar als »Pille« der Zukunft?

Melatonin wurde auch bei der Therapie verschiedenster Tumore eingesetzt, und zwar meist zusätzlich zur üblichen schmerzlindernden Therapie.
Die Wirkung reichte von objektiven Kriterien – Erhöhung der Ein-Jahres-Überlebensrate – bis hin zu rein subjektiven Erfahrungen der Patienten, wie zum Beispiel vermindertem Angstgefühl.

Ursache dieser positiven Ergebnisse dürfte einerseits die schon erwähnte Immunstimulation sein, andererseits wird auch eine spezifische Wechselwirkung von Melatonin mit den eingesetzten Therapeutika vermutet.
Neben der therapeutischen Wirkung bei Tumorerkrankungen wird für Melatonin auch eine präventive Wirkung gegen die Entstehung bösartiger Neubildungen diskutiert.
Für diese Wirkmechanismen kommt aber nicht nur die Immunstimulation durch Melatonin in Frage, sondern seine ebenfalls schon erwähnte Radikalfängereigenschaft.

Ein Problem auch bei diesen durchaus wissenschaftlichen
Studien ist die meist kleine Anzahl an Teilnehmern; deshalb
ist auch für die Beantworung dieser Fragestellungen noch
Vorsicht geboten. Laufende Untersuchungen auch mit mehr
Patienten werden in naher Zukunft eindeutigere Antworten
bringen.

Die Prävention von Herz-Kreislauf-Erkrankungen durch Me-
latonin könnte ebenfalls in Zusammenhang mit dessen Radi-
kalfängereigenschaft stehen.
Ein Hinweis auf einen möglicherweise blutdrucksenkenden
Effekt wird – wieder im Zusammenhang mit den Scavenger-
Eigenschaften des Melatonins – diskutiert.

Holländische Forscher fanden einen Zusammenhang zwischen Melatonin und aus dem Hypothalamus stammenden,
die Keimdrüsen regulierenden Hormonen. Sie untersuchten
daraufhin auch die empfängnisverhütende Wirkung von Melatonin. Dabei wurde Melatonin in hoher Konzentration mit
Norethisteron, einem weiteren Hormon, kombiniert.
Das Ergebnis zeigte, daß diese Kombination nicht nur zuver-
lässig wirkte, sondern daß auch praktisch keine Nebenwirkungen bei den Patientinnen auftraten. Sie klagten weder
über Blutdruckanstieg, noch wurde vermehrt über einen An-
stieg des Cholesterinspiegels oder ein vermehrtes Auftreten
von Thrombosen oder Depressionen berichtet.
Im Gegenteil – einige Frauen registrierten sogar ein euphori-
sches Gefühl während der Dauer der Einnahme. Patientinnen
mit prämenstruellem Syndrom zeigen einen niedrigeren Melatoninspiegel; sie sprachen im Rahmen dieser Studie besonders gut auf Melatonin an.

## Spekulationen und Hypothesen über weitere Anwendungen von Melatonin

In der Boulevardpresse wird neben diesen zumindest teilweise untersuchten Anwendungsgebieten auch über viele weitere Möglichkeiten spekuliert.

Über einen gewissen Schutzeffekt des Melatonins gegenüber Streß läßt sich durchaus diskutieren, da ja Melatonin aufgrund seiner chemischen Struktur über einen inzwischen häufig erwähnten Radikalfängereffekt verfügt.

Aus Versuchen mit Mäusen über deren gesteigerte sexuelle Aktivität nach Einnahme von Melatonin auf einen Jungbrunnen der menschlichen Sexualität zu schließen, scheint aber doch etwas verfrüht.

Auch eine Anwendung bei Asthma bronchiale sollte noch genauer untersucht werden, bevor man damit in den Medien großes Aufsehen erregt.

Besonders vorsichtig sollte man aber sein bei Vermutungen im Zusammenhang mit AIDS und Melatonineinnahme. Die durch ihr Buch über Melatonin bekannt gewordenen amerikanischen Forscher Pierpaoli und Regelson sind zwar eher vorsichtig diesbezüglich, raten aber dennoch HIV-positiven Personen zur Einnahme von Melatonin (5 bis 10 mg jeden Abend). Sie begründen ihren Ratschlag mit der immunstimulierenden Wirkung von Melatonin, ohne den Beweis für diese Behauptung anzutreten – quasi nach dem Motto: »Nützt es nicht, so schadet es auch nicht.« Diese Personengruppe (HIV-Kranke), die immer öfter als Versuchskaninchen für eine Unmenge von seriösen und häufiger weniger seriösen Mitteln herhält, auch noch für populistische Aussagen zu mißbrauchen, erscheint ethisch nicht gerechtfertigt.

## Gibt es vielleicht doch Nebenwirkungen und »schwarze Seiten« von Melatonin ?

Melatonin hat nicht nur positive Seiten – man sollte es also nicht als ein Allheilmittel gegen jede nur erdenkliche Erkrankung sehen, zumindestens noch nicht beim derzeitigen Stand der Forschungen.
Es gibt noch eine Unzahl an ungeklärten Fragen, beginnend bei der Uneinigkeit über die Dosierung von Melatonin. Gerade hier klaffen die Angaben der Untersucher weit auseinander.

Die bekanntesten Nebenwirkungen nach Einnahme von Melatonin sind Übelkeit, Kopfschmerzen und Alpträume, vor allem nach sehr hohen Dosierungen.
Bei Versuchen mit Ratten konnte allerdings keine tödliche Dosierung bestimmt werden – auch nicht nach Verabreichung von Megadosen bis zu 800 mg Melatonin pro Kilogramm Körpergewicht.

Des weiteren ist Melatonin ein Hormon, das vom Körper selbst gebildet wird – man greift also bei zusätzlicher Zufuhr von Melatonin tief in körpereigene hormonelle Regelkreise ein, wobei über die Auswirkungen dieser Supplementierung noch keine Daten vorliegen.
Erst Langzeituntersuchungen an einer Vielzahl von Probanden werden Klarheit bringen über Wirkungen und möglicherweise unerwünschte Wirkungen – von denen man bisher zwar noch sehr wenig weiß, aber man erinnere sich nur an Vorfälle in der Vergangenheit wie zum Beispiel beim Contergan-Skandal. Dieses Medikament – ein Mittel gegen Schwangerschaftserbrechen – erwies sich in Tierversuchen als nicht teratogen (= fruchtschädigend), führte aber als Folge absolut unkontrollierter Anwendung bei schwangeren Frauen bekanntlich zu fürchterlichen Mißbildungen bei deren Neugeborenen.

Dieses Beispiel sollte eine Warnung vor unkritischer Verwendung aller Medikamente bleiben, und natürlich gilt das auch für Melatonin.

Vor allem sei gewarnt vor einer unlängst in Illustrierten aufgetauchten Werbung für Melatonin in Kombination mit einer Substanz, die als DHEA bezeichnet wird und deren Wirkung als libidosteigernd, körperfettreduzierend, energie- und vitalitätssteigernd beschieben wird – also angeblich ein wahres Wundermittel.

Bei DHEA handelt es sich um die chemische Verbindung Dihydroepiandrosteron, ein hochaktives Androgen. Androgene sind männliche Hormone, die verantwortlich sind für die Entwicklung und Aufrechterhaltung des männlichen Erscheinungsbildes und zusätzlich anabole Wirkung haben. Die Nebenwirkungen von Anabolika sind sicherlich hinlänglich bekannt – ein Anabolikum versteckt als »gesunden Nahrungszusatz« anzupreisen ist beinahe schon als Betrug am gutgläubigen Konsumenten zu bezeichen

### Zukünftige Perspektiven von Melatonin

Sowohl in Deutschland als auch in Österreich gilt Melatonin als pharmakologisch wirksame Substanz, deren Wirksamkeit und Unbedenklichkeit noch nicht eindeutig belegt ist und daher grundätzlich nur auf ärztlichen Rat hin eingenommen werden sollte.

Die Situation ist eine gänzlich andere in den USA, wo Melatonin ein klassisches Over-the-counter-Produkt ist. Kritisch gesagt könnte man meinen, daß alle Melatonin einnehmenden Amerikaner gerade an einer unkontrollierten Langzeitstudie teilnehmen, deren Ausgang ungewiß ist.

Trotzdem scheint Melatonin nach den vorliegenden experimentellen Befunden ein vielversprechendes, möglicherweise hochpotentes Therapeutikum zu sein.

Die nächste Zukunft wird neue Forschungsergebnisse über belegte und hypothetische Wirkungen von Melatonin bringen – vielleicht wird Melatonin tatsächlich den Erwartungen von vielen Wissenschaftlern und von noch viel mehr Patienten gerecht?!

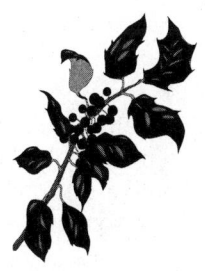

## 3. Arnika:

## Das wichtigste Heilmittel in der Homöopathie

*Ingrid Kraaz von Rohr*

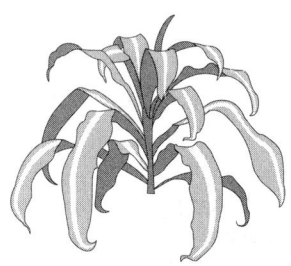

### Das wichtigste Wundheilmittel

Arnika ist eines der wichtigsten Wundheilmittel in der Naturheilkunde und Homöopathie. Es gibt wohl kaum eine Heilpflanze in Europa, die so beliebt und bekannt ist wie die Arnikablüte. Sie wächst bevorzugt in höheren Gebirgslagen, Waldwiesen und auf Almmatten. Ihre Blüten sind leuchtendgelb wie die Sonne.

### Namensursprung

Im 14. Jahrhundert tauchte der Name zum erstenmal auf. Vermutlich stammt »*aranich*« aus dem Arabischen.
Im Volksmund wird die Pflanze »Wohlverleih«, »Bergwohlverleih«, »Bergdotterblume«, »Johannesblume«, »Wulfering« oder »wolves zeisla« (zeisan = zerreißen) genannt. »Wolferlei« hieß im Volksmund die Besiegerin der Wolfskräfte, welche die reinen Lebenswirkungen der Sonne bedrohen oder das Sonnenhafte in uns verfinstern.

Andere Bezeichnungen sind »Wundkraut«, »Altvatermark«
oder »Fallkraut«. Übrigens wurden die pulverisierten Blätter
auch als Zusatz von Schnupftabak verwendet. Deshalb die
Bezeichnungen im Alpengebiet wie »Schnupftabaksblu-
me«, »Vosgestabak« in Frankreich und »Bergtabak« in England.

## Kleiner historischer Rückblick

Bei der hl. Hildegard von Bingen kann man nachlesen, daß
die »wolfesgelegena« das Mittel für »die Gefallenen« sei.
Wobei es sich hier nicht nur um körperlich Hingefallene,
sondern auch emotional Gefallene, wie zum Beispiel bei Lie-
beskummer, handelt!
Sie gibt weiter Ratschläge für die Anwendung der »wolfesgelegena« in zwischenmenschlichen Beziehungen:
»Wenn eine Frau die Liebe eines Mannes verschmäht«, aber
auch umgekehrt, müsse er sie mit grünem Arnikakraut be-
rühren. Die Berührte würde daraufhin in der Liebe zu ihm
verbrennen, und wenn das Kraut vertrocknet ist, dann werde
sie durch die Liebesglut »fast rasend«.

Bis zur Mitte des 18. Jahrhunderts genoß die Arnika ein
allgemeines Ansehen in der Heilkunde. Das letzte Heilmittel, das man Goethe reichte, als er im Sterben lag, war Arnika.
Die allzu kritiklose Begeisterung der früheren Zeiten in der
Anwendung der Arnika brachte es wohl zum Teil mit sich,
daß der Gebrauch der Heilpflanze Arnika zum 19. Jahrhundert immer mehr zurückging. Falsche Anwendung in der Be-
völkerung führte gelegentlich zu Vergiftungserscheinungen,
weshalb die Heilpflanze von vielen Ärzten als überflüssiges
Mittel angesehen wurde.

### Verwendete Pflanzenteile

Die Blüten und Blätter der Arnika werden hauptsächlich für die Pflanzenheilkunde gesammelt, um sie dann als Tinktur, Wein oder Abkochung zu verwenden. Leider führt diese Art der Verwendung sehr oft zu allergischen Reaktionen. Für die Homöopathie wird der Wurzelstock im Spätherbst gesammelt und dann potenziert aufbereitet.

### Inhaltsstoffe der gesamten Pflanze

Ätherische Öle, Flavonide, Phenole, Polyacetylene, Sesquipertenlactone.
Da Arnika als Pflanze durchaus zu starken Vergiftungen führen kann, verwende ich prinzipiell in der Praxis die homöopathische Form von Arnika.

### Was ist Homöopathie ?

Im Gegensatz zur allgemeinen, konservativen Erklärungsmedizin ist die Homöopathie eine Beobachtungsmedizin.
Hierbei ist es dringend erwünscht, ja sogar erforderlich, daß der Patient genau beobachtet wird und daß ihm vor allem zugehört wird.
Denn in der Homöopathie richtet sich die Behandlung nach Symptomen, die geschildert werden; nach den Empfindungen körperlicher aber auch emotionaler und geistiger Art.

Homöopathie kommt aus dem griechischen »*homoios*« = ähnlich und »pathos« = Leiden, Krankheit.
Hier gilt: »Ähnliches wird mit Ähnlichem« geheilt.
Das heißt, eine Krankheit wird mit einer Substanz, dabei ist es gleich, ob sie pflanzlichen, tierischen oder mineralischen Ursprungs ist, behandelt.

Diese Substanz ruft beim gesunden Menschen (oder Tier) ähnliche Krankheitssymptome hervor, wie sie der kranke Patient zeigt.

Die Homöopathie beeinflußt insbesondere den natürlichen Heilungsprozeß. Sie verfügt über Mittel, die die körpereigene Abwehr des Patienten unterstützen und reaktivieren, damit er seine Gesundheit wieder erreichen kann.

Die derzeitige konservative Medizin sagt, daß ein Krankheitssymptom eine direkte Manifestation der Krankheit sei.
Die Homöopathie dagegen betrachtet die Symptome als Reaktion des Körpers gegen die Krankheit, indem der Körper versucht, die Krankheit zu überwinden, die gesunde Reaktion anzuregen und nicht zu unterdrücken.
Die Homöopathie konzentriert sich auf die Behandlung des ganzen Menschen (mit Körper, Geist und Seele).

Jeder Mensch ist für bestimmte Krankheiten verschieden anfällig, entsprechend der ureigenen Gemütsart, der allgemeinen Verfassung und Genetik.
Weil jeder Mensch individuell und verschieden veranlagt ist, kann nicht automatisch ein bestimmtes Mittel für eine bestimmte Krankheit verschrieben werden.
Patienten, welche die gleichen Beschwerden haben, benötigen oft ganz unterschiedliche Mittel.
Andererseits kann eine ganze Gruppe von Patienten mit unterschiedlichen Leiden durch das gleiche Mittel geheilt werden.

## Wie entstand die Homöopathie?

Zwei große Ärzte des Altertums arbeiteten bereits nach dem Prinzip der Homöopathie.
Es waren Hippokrates im 5. Jahrhundert und Paracelsus im

16. Jahrhundert. Der eigentliche Entdecker der heutigen Homöopathie war jedoch Dr. Samuel Hahnemann (1755-1843). Er war überzeugt, daß der Mensch die Fähigkeit besitzt, sich selbst zu heilen, und daß die Krankheitssymptome nur die Widerspiegelung des Überwindungskampfes gegen die Krankheit sind. Seine Idee war, den Grund der Beschwerden aufzudecken und, wenn möglich, durch die Anregung der körpereigenen Heilkraft zu beseitigen.

### Wie wirkt die Homöopathie ?

Hahnemann fand heraus: Je mehr ein Mittel verdünnt wurde, desto mehr steigerte sich die Wirkung.
Er stellte drei Grundsätze auf:
1. Ein Mittel, welches in starker Dosierung Krankheitssymptome auslöst, wird dieses Leiden in kleinen Dosierungen heilen.
2. Durch sehr starke Verdünnung wird der Heileffekt der Mittel verstärkt, und alle giftigen oder unerwünschten Nebenwirkungen bleiben aus.
3. Homöopathische Mittel werden individuell, das heißt unter Betrachtung des ganzen Menschen (körperliche Verfassung, seelischer Zustand, Temperament und aktuelle Beschwerden) verschrieben und verabreicht.

### Ein Beispiel der Wirkungsweise von Homöopathie

Um ein praktisches Beispiel der Wirkungsweise von Homöopathie zu geben, schildere ich Ihnen die krankmachenden Symptome, die Arnika als Pflanze am gesunden Menschen verursachen kann.
Wenn Arnikatinktur nicht genügend verdünnt äußerlich angewandt wird, treten sehr oft folgende Reizerscheinungen auf:
– Rötung und Brennen;

- bei tiefer gehender Einwirkung ist eine schwere Dermatitis mit Bläschen und Blasenbildung die Folge, unter Umständen ein umfangreiches Gangrän der Haut, besonders wenn über längere Zeit Arnikawickel oder -verbände eingewirkt haben.

Wenn dies auf Schleimhäuten geschieht, können noch stärkere Reiz- und Entzündungserscheinungen mit schwersten Gewebszerstörungen auftreten.

Bei innerer Anwendung größerer Mengen von Arnikatinktur können eintreten:
- örtliche Reizwirkungen, wie Brennen, Kratzen, Übelkeit, Erbrechen, heftiger Magenschmerz und Bauchkrämpfe;
- Vergiftungserscheinungen mit Schwindel, Zittern, Benommenheit, Erhöhung der Körpertemperatur, Beschleunigung und Unregelmäßigkeiten des Herzschlags, Nasenbluten, Atemstörung, Dyspnoe, zunehmende Lähmung und schließlich Kollaps mit einem kleinen, fadenförmigen, sehr frequentem Puls;
- Krämpfe sind als Erstickungskrämpfe mit Kreislauflähmung und möglichem Atemstillstand aufgetreten.

## Arnika als wichtigstes Wundheilmittel in der Homöopathie

All das, was die Pflanze in der Urtinktur an Beschwerden auslösen kann, kann mittels homöopathischer Arnikadosen behandelt und geheilt werden!
Die gebräuchlichsten Potenzierungen beziehungsweise Verdünnungen reichen von C 6 bis C 30 oder C 200.

Hier gilt als Faustregel: Im Notfall hilft jede Potenz, aber je feinstofflicher ein Mensch ist, desto höher kann die Potenz sein – und desto schneller erfolgt Heilung.

Arnika ist das am häufigsten benutzte Kinderheilmittel bei allen Arten von Beulen, Quetschungen, kleineren Unfällen, Sturz oder Schock durch Unfall.

Arnika kann bei allen Arten von Verletzungen bis hin zum Schädelbruch oder emotionalem Schock eingesetzt werden. Die Wirkung erstreckt sich sogar auf eine bereits eingetretene Wundinfektion mit drohender Sepsis.

Die typische Arnikawunde ist eine mechanische Verletzung durch Fall, Schlag oder Quetschung, möglichweise begleitet von Blutungen.

Betroffen können sein die Weichteile und Muskeln, das umhüllende Bindegewebe um die Organe und Gelenke, verletzte Blutgefäße, wodurch es zur offenen Blutung oder zum Blutaustritt ins Gewebe kommt.

Arnika ist das beste Mittel zur Resorption von Blutergüssen, es fördert die Blutgerinnung bei Blutungen und die Wundheilung.

Arnika hilft bei Schmerzen und Schmerzenpfindungen wie:
- Zerschlagenheitsgefühl, wundes, lahmes Gefühl
- Prellungen, jede Form von Prellungsschmerz
- Verstauchungen und Verrenkungen
- alles, worauf man liegt, erscheint zu hart
- die geringste Bewegung oder Lageveränderung verschlimmert das Befinden
- große Schwäche und Erschöpfung
- nach einer seelischen Verletzung
- Gefühl, als ob man in eine Schlägerei gekommen sei
- oder als ob man hingefallen sei
- nach einem frischen Schlaganfall (Apoplekt) und dessen Folgen
- Blutungen, die schon bei geringster Belastung auftreten
- Nasenbluten
- Neigung zu blauen Flecken

– Schmerzen im Alter mit dem Gefühl, erschöpft und abgearbeitet zu sein.

## Zusammenfassung der Beschwerden für Arnika

– Überlastung jeder Art bis zum psychischen Trauma
– Trauma jeder Art, Verwundung, Quetschung, Blutung
– Zerschlagenheitsgefühl, Muskelkater
– Überempfindlichkeit des ganzen Körpers – das Bett erscheint zu hart –, große Schwäche und Erschöpfung
– Druckempfindlichkeit unter dem Brustbein (Sternum)
– Bekleidung um die Brust beengt
– Bluthochdruck, Benommenheit des Kopfes, Schwindel
– vor und nach Operationen, Geburt, Zahnextraktionen
– Angst vor Gegenwart und Zukunft
– Eigensinnigkeit und Streitlust
– Verschlimmerung des Befindens durch Berührung und Druck

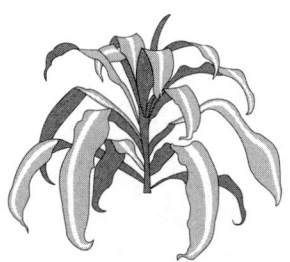

# 4. Funktionsmittel Magnesium phos.:

# Die heiße Sieben

*Ingrid Kraaz von Rohr*

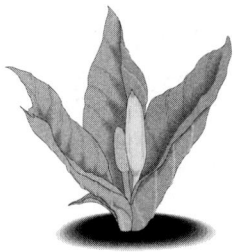

Ein »Lebenssalz« der biochemischen Funktionsmittel nach Dr. Heinrich Schüßler

### Die Entstehungsgeschichte

»Die im Blute und in den Geweben vertretenen anorganischen Stoffe (Zellsalze) genügen zur Heilung aller Krankheiten, welche überhaupt heilbar sind ...«, diese revolutionäre Aussage stammt von dem großen deutschen Arzt Heinrich Schüßler (1821 bis 1898).

Schüßler, der sich nach seinem Studium an den Universitäten Paris, Berlin und Gießen als praktischer Arzt in seiner Heimatstadt Oldenburg niedergelassen hatte, widmete sich ganz der Homöopathie. Mit seiner Zellsalztheorie befand er sich in Übereinstimmung mit dem holländischen Physiologen Moleschott, der in seinem »Kreislauf des Lebens« die Bedeutung der anorganischen Salze im Organismus würdigte, und ebenso mit Virchow, dem berühmten deutschen Arzt und Begründer der Zellpathologie. Virchow prägte den bahnbrechenden Satz: »Das Wesen der Krankheit ist die Krankheit der Zelle.«

Mit ihm stimmte Schüßler darin überein, daß die Grundursache aller Lebensvorgänge und die Ursache aller Veränderungen von Organen und Geweben in der Erregbarkeit der Zellen zu suchen und die Entstehung von Krankheiten im wesentlichen auf die Tätigkeiten der Zellen zurückzuführen sei.

Schüßler ging es deshalb in erster Linie darum, die krankhaft veränderten Zellen zu heilen. Dies würde wiederum zur Heilung des jeweiligen Organs als Ganzes führen.

Dr. Kurt Hickethier zitiert in seinem »Lehrbuch der Biochemie«: »Durch das Leben der Zelle wird Stoff verbraucht. Geht die Aufnahme der lebenswichtigen Stoffe im angemessenen Verhältnis zum Verbrauch vonstatten, ist die Zelle gesund. Sind sämtliche Zellen eines Organs gesund, dann ist auch die Harmonie gesichert.

Arbeiten sämtliche Organe des menschlichen Körpers reibungslos, befindet sich der Mensch im Zustand der Gesundheit.«

In der biochemischen Heilwissenschaft ist es belanglos, ob der Krankheitserreger ein Schmarotzer, ein Pilz, ein Gas oder ein sonstiges Gift ist. Wichtig ist, wie der Nährboden beschaffen ist, der dem Krankheitserreger zur Verfügung steht.

### Die Mineralsalze im Körper

Schüßler hat zwölf im Blut und in den Geweben befindliche Mineralsalze festgestellt, die er Funktionsmittel und Lebenssalze nannte. Jedes dieser Mittel übt einen Einfluß auf bestimmte Funktionen der Körperorgane aus und hält uns am Leben.

| | |
|---|---|
| Nr. 1 Calcium fluoratum D 12 | Nr. 2 Calcium phos. D 6 |
| Nr. 3 Ferrum phos.D 12 | Nr. 4 Kalium chlor. D 6 |
| Nr. 5 Kalium phos.D 6 | Nr. 6 Kalium sulf. D 6 |
| Nr. 7 Magnesium phos. D 6 | Nr. 8 Natrium chlor. (mur) D 6 |
| Nr. 9 Natrium phos.D 6 | Nr. 10 Natrium sulf. D 6 |
| Nr. 11 Silicea D 12 | Nr. 12 Calcium sulf. D 6 |

### Nr. 7 Magnesium phosphoricum D 6

Die Nr. 7, Magnesium phos., die auch die »heiße Sieben« genannt wird, ist das wichtigste Einzelmittel.

### Magnesium–phos. als Nervenmittel

Magnesium regelt die automatische und unwillkürliche Tätigkeit der inneren selbständig arbeitenden Organe. Das beste Beispiel dafür ist unser Darm. Er arbeitet in ständig fortlaufender Bewegung, auf die wir keinen bewußten Einfluß nehmen können.
Diese unwillkürliche Tätigkeit kann nur reibungslos funktionieren, wenn genügend Magnesiumsalz zur Verfügung steht.

Die Magnesium-phos.-Moleküle vermitteln die zusammenziehende Muskeltätigkeit da, wo es sich um eine selbständige Bewegung des unwillkürlichen Nervensystems im Körper handelt.
Fehlt Magnesium phos. im Körper, tritt eine Verlangsamung der Bewegungen ein, die sich meist als krampfartiger Schmerz bemerkbar macht.
Die Milz meldet sich mit einem Druck in der linken Bauchgegend, was am Einschlafen hindern kann, oder es meldet sich ein krampfartiger Schmerz am Herzen.

Magnesium phosphoricum gilt deshalb unter anderem als ideales Einschlaf- und Entspannungsmittel.

Ein besonders drastisches Beispiel: die Gallensteinkolik, die meist aufgrund von Gallensteinen entsteht. Sind die Gallensteine größer als der Gallengang, gibt es Probleme. Der Gallengang ist zu eng für den vorwärtsdrängenden Stein, die Folge sind unerträgliche, extreme Schmerzen.

In solchen Momenten hilft »die heiße 7«!
7 Tabletten Magnesium phos. D 6 in heißem Wasser auflösen und schluckweise trinken. Falls die erste Ration nicht ausreicht, abermals 7 Tabletten in heißem Wasser auflösen und trinken.
Wer sehr ungeduldig ist, kann ohne weiteres auch 21 Tabletten auf einmal auflösen und trinken.
Führen Sie dies mehrere Tage durch, um das enorme Defizit an Magnesium phos. wieder aufzufüllen.

Folgendes war im Fall eines Patienten geschehen:
Ein großer Gallenstein hatte den Gallengang extrem erweitert. Um den Stein vorwärtsschieben zu können, sollten sich die feinen Muskeln des Gallenganges unmittelbar hinter dem Stein wieder kraftvoll zusammenziehen. Doch dazu bedarf es Magnesium phos. Der Körper gibt nun Befehl an alle Körperteile, die Magnesium enthalten, ihre Vorräte zur Verfügung zu stellen, um den Verlauf zu beschleunigen. Um die Depots wieder aufzufüllen, werden die angegebenen hohen Dosierungen benötigt.
Genauso verhält es sich bei Nierensteinen, bei Stuhlverstopfung, bei krampfartigen Herzbeschwerden, bei Migräne und bei Geburten.

## Magnesium phos. als Drüsenmittel

Magnesium phos. hilft bei allen Erkrankungen der Drüsen, gleichgültig, ob es sich um die Milz, die Leber, die Speicheldrüsen, die Lymphdrüsen, die Brustdrüsen, die Bauchspeicheldrüse oder die Schilddrüse handelt.
Auch hier geht es um automatische und unwillkürliche Tätigkeiten. Wenn Magnesium phos. fehlt, arbeiten unsere Drüsen nicht vollständig.

## Magnesium phos. als Bestandteil fester Knochenhüllen

Magnesium phos. hat neben Flußspat eine enge Beziehung zur Härte der äußeren Hüllen der Knochen.
Durch Magnesium phos. wird ein schlanker, elastischer Körperbau unterstützt und gewährleistet.
Auch die Zähne brauchen Magnesium phos.
Wenn Schmerzen schnell wechselnd an verschiedenen Stellen auftreten und sich durch Wärme verringern lassen, dann ist dies ein Zeichen für einen Mangel an Magnesium.

## Magnesium phos. für den Stoffwechselabbau

Magnesium phos. hilft, Fäulnisprodukte im Körper abzubauen und den flüchtigen Stickstoff als Gase auszutreiben. Fauliger Zerfall von Gewebe, besonders bei Fleischessern, muß möglichst schnell in flüchtige und feste Stoffe getrennt werden. Beschleunigt wird dieser Vorgang durch »die heiße 7«.
7 Tabletten Magnesium phos. D 6 in heißer Flüssigkeit auflösen und trinken.
Falls die Gase trotzdem nicht entladen werden können, ist es ratsam, 21 Tabletten in heißer Flüssigkeit einzunehmen und dies unter Umständen zu wiederholen. Die Wirkung zeigt sich ziemlich rasch durch die Abnahme der krampfartigen

oder blitzartig schießenden Schmerzen, die aber auch bohrend oder stechend sein können und sich bei Wärmeanwen-
dung und Druck verringern.

## Magnesium phos. als Krampf- und Schmerzmittel

Magnesium phos. hilft den Muskeln bei der automatischen
Tätigkeit des Zusammenziehens. Dies wird vom vegetativen
Nervensystem gesteuert und kann nicht willentlich gesteuert
werden.
Falls durch irgendwelche Einflüsse ein Mangel an Magnesium phos. entsteht, tritt eine Verlangsamung der Muskeltätigkeit ein. Das macht sich durch krampfartige Schmerzen bemerkbar, die in Intervallen auftreten.
An welchem Organ auch immer der krampfartige Schmerz auftritt, handelt es sich immer um ein Defizit an Magnesium phos.

## Magnesium phosphoricum als Nervensalz

Magnesium phos. gehört zu den wichtigsten Nervensalzen
für das Nervensystem.

a) Alle selbständig arbeitenden Organe brauchen Magnesium phos., um reibungslos funktionieren zu können. Es
   sind dies in erster Linie der Darm, die Drüsen, der Herz-
   muskel und die Gebärmutter.

b) Nervöse innere Unruhe und Anspannung sind meist ein
   Zeichen des Nervensystems und somit ein Mangel an Magnesium phos.

c) Alle Nervenschmerzen mit bohrendem, stechendem Charakter weisen auf das Fehlen von Magnesium phos. hin.

d) Nervöse Haut, die sich durch Jucken meldet, braucht Ma-
   gnesium phos. Auch die hektischen »roten Bäckchen« bei
   »Lampenfieber« verweisen auf einen Magnesium-phos.-
   Mangel.

## Magnesium phos. als Mittel zur Raucherentwöhnung

Magnesiummangel tritt in hohem Maße bei Rauchern auf. Als geradezu ideale Hilfe hat sich »die heiße 7« bei der Raucherentwöhnung erwiesen.

Immer wenn das Verlangen nach einer Zigarette oder Zigarre auftaucht, einfach »die heiße 7« (d. h. 7 Tabletten Magnesium phos. D 6) in heißer Flüssigkeit auflösen und trinken. Das gleiche gilt auch bei Alkoholentwöhnung oder bei anderen Suchtarten.

Magnesium phos. D 6 ist hilfreich bei Neuralgien und Nervenschmerzen, bei krampfartiger Verstopfung, bei schmerzhaften Krampfzuständen, Koliken, Migräne und Herzbeengung, ideal bei Suchtentwöhnungen und innerer Unruhe.

## Magnesium-phos. -Symptome von A – Z

Alkoholentwöhnung; Amalgambelastung; Angst mit innerer Unruhe; Ärger mit innerer Unruhe; Asthmakrampf; saures Aufstoßen; Augenlidkrampf; stechende Augenschmerzen.

Bauchschmerzen, wenn Wärme und Handauflegen bessert; Bauchspeicheldrüsenbeschwerden; eingeklemmte Blähungen, Blähungskolik der Kleinkinder; Blasenkrampf, Blasenschließmuskelkrampf; stechende und krampfartige Blasensteinkolik; Bronchialkrampf mit Husten; Brustdrüsenentzündung.

Coffeinschäden werden gelindert.

Darmträgheit chronisch; Darmschmerzen, wenn die unbewußte Darmbewegung versagt; Drüsenschmerzen, Drüsenverhärtungen; Durchfall mit Leibschmerzen vor der Entleerung.

Erbrechen von Galle durch Seekrankheit; Erschöpfung durch innere Unruhe.

Fleischvergiftung, unterstützend; Hautflechte, unterstützend.

Galleerbrechen, Gallensteinkolik; Gase, werden durch Magnesium phosphoricum ausgetrieben; Gelbsucht, zusammen mit Natrium sulf.; Gelenkentzündung mit bohrenden und schießenden Schmerzen, die rasch die Stelle wechseln, mit Pausen; Gesichtsrose; Gesichtsröte an den Wangen; Gesichtsschmerzen, einseitig, die Stelle wechselnd.

Hämorrhoiden, juckende; Hände, juckende; Hartleibigkeit infolge Stuhlverstopfung; Hautjucken; Heiserkeit mit Stimmbandkrampf; Heißhunger; Herpes zoster mit Nervenschmerzen und Jucken; Herzbeklemmung, Herzenge, Herzkrampf, nervöser – auch mit Todesangst; Hexenschuß, falls krampfartiger, bohrender Schmerz; Hitzewallungen in den Wechseljahren; Hormoneinnahme; Hungergefühl; Husten mit durchsichtigem Schleim; Hysterie.

Interkostalneuralgie; innere Unruhe; Ischias mit schießenden Schmerzen in Intervallen; Juckreiz.

Kaffeeverlangen, Kakaotrinken verursacht Beschwerden; Keuchhusten; kneifende Darmkolik; Knochenbrüche mit intervallartigen schießenden Schmerzen; Koliken; einseitiger Kopfschmerz; Krampf der unwillkürlichen Muskeltätigkeit; Krampfaderschmerz; Krampfhusten.

Lampenfieber; Folgen von unglücklicher Liebe; Lymphdrüsenschwellung.

Magenunruhe, Magenkrampf, schmerzhafte Magenleere, zuviel Magensaft; Menstruationskrämpfe; Milzleiden mit nagendem Gefühl in der Milzgegend (links), Milzdruck.

Nackenschmerzen mit Steifheit; Nervenschmerzen, bohrend und krampfartig; Neuralgien; Nikotinvergiftung und -mißbrauch.

Pankreaserkrankungen; Parfümgeruch erzeugt Beschwerden; Periodenschmerz, krampfartig; bei Einnahme der Pille; Prostatakrampf; erweiterte Pupillen aufgrund Nervenstörung.

Quecksilbervergiftung, meist aufgrund Amalgam.

Rauchen abgewöhnen; Reizbarkeit; unterstützend bei krampfartigen Rückenschmerzen.

Salzgeschmack; Säureaufstoßen; Scheidenkrampf; Schlaflosigkeit aufgrund innerer Unruhe; Schleimerbrechen mit Würgen; Schmerzen, die stechend, schießend oder in Intervallen auftreten, die rasch die Stelle wechseln, mit plötzlichen Pausen; Linderung von Schmerz durch Druck und Wärme, sich krümmen bessert; schwache Nerven mit innerer Unruhe; unterstützend bei Schwindsucht; Seekrankheit; Seitenstechen der Milz; Sodbrennen; stechender Schmerz; Stimmbandkrampf; Stottern; träger Stuhl und Stuhlverstopfung.

Ungeduld; Überempfindlichkeit mit innerer Unruhe.

Vaginismus; Vergiftungen durch Alkohol, Amalgam, Blei, Fleisch, Harn, Coffein, Morphium, Nikotin, Quecksilber, Tabak; Verlangen nach Stimulantien; Vorsteherdrüsenkrampf.

Wadenkrampf; Wechseljahre.

Zahnschmerz; Zehenkrampf; Zittern aufgrund innerer Unruhe; Zwerchfellkrampf; Zwischenrippenmuskelschmerz.

# 5. Bach–Notfalltropfen:

## Die Kraft aus Blüten und Sonne

*Ingrid Kraaz von Rohr*

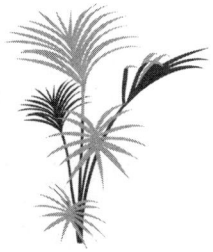

Das Notfall- und Erste-Hilfe-Mittel
der Bach-Blüten von Dr. Edward Bach

### Zur Geschichte Dr. Edward Bachs

»Hast du auch die Notfalltropfen dabei?«, diese Frage und
zugleich hilfreich gemeinter Ratschlag gehört heute zur
Standardfrage, wenn jemand auf Reisen geht oder unterwegs
ist. Warum? Weil die Notfalltropfen in fast jedem Notfall
helfen.

Edward Bach war Arzt in London und arbeitete zugleich als
Bakteriologe, Pathologe und Homöopath. Im Laufe der Zeit
erforschte er die vielen Ursachen der Krankheitsgeschichten
seiner Patienten und fand heraus, daß es individuelle Per-
sönlichkeitstypen gibt, die mit den verschiedensten Krank-
heitsmustern in Verbindung stehen. Und dies unabhängig
von den körperlichen Symptomen, die sich an den Patienten
zeigten.

Enttäuscht stellte er bald fest, daß die klassische und ortho-
doxe Schulmedizin sich viel zu wenig dem Menschen als Patient widmete und sich zuviel auf das rein körperliche Geschehen konzentrierte. Nach Bachs Überzeugung wurden die
Persönlichkeit des Patienten ignoriert und die wichtigsten
Symptome des Kranken vernachlässigt.

Er intensivierte seine Arbeit als Bakteriologe und fand heraus, daß bestimmte Darmbakterien sehr großen Einfluß auf
die Ursache und Heilung chronischer Krankheiten ausüben.
Je häufiger die Krankheit auftritt, desto höher die Anzahl
kranker Darmbakterien.

Bach stellte mittels eines von ihm entwickelten Testverfah-
rens die im Darm des jeweiligen Patienten vorherrschenden
Bakteriengruppen fest und verabreichte dann eine Nosode
oral. (Nosode: ein Arzneimittel, das durch homöopathische
Potenzierung von Krankheitspartikeln hergestellt wird.)

Sein Ziel war allerdings, Impfstoffe und Nosoden durch reine
Heilmittel aus der Natur zu ersetzen. Der Heilungsgrundsatz
von Edward Bach lautete: »Kümmere dich nicht um die
Krankheit, denke nur an die Lebenseinstellung des Leidenden.«

Er sagte damals in einem Vortrag: »Ich wünschte, ich könnte
Ihnen bereits heute statt der sieben Darmbakteriengruppen
sieben Heilpflanzen vorstellen. Denn es scheint, daß viele
Menschen, die unter chronischen Erkrankungen leiden, eine
Abneigung gegenüber Arzneien empfinden, die so eng mit
ihrem jeweiligen Leiden zusammenhängen.«

Bach suchte nach seinen »echten« Heilmitteln in den Pflanzen, deren Wirkung Genesung und eine Wiederherstellung
körperlicher und geistiger Gesundheit bewirkten.

Eines Morgens hatte er die Eingebung, daß eigentlich jeder
Tautropfen auf einer Pflanze die Information der kompletten
Pflanzenheilkraft beeinhalten müsse.

»Die Erde ist der Boden, der die Pflanzen trägt und sie erhält. Die Luft ist es, die sie nährt, die Sonne oder das Feuer befähigt sie, ihre Kraft zu übertragen. Und das Wasser im Tautropfen nimmt ihre wohltätigen Heilkräfte auf und speichert sie.«

Edward Bach stellte am Anfang seiner Forschungen fest, daß es sieben verschiedene Darmbakterien sind, die auf unsere Empfindungen und unsere Gemütszustände reagieren und somit Disharmonien in unserem Körper erzeugen. Solche Disharmonien nennen wir Krankheit.

### Die sieben Hauptgruppen

Er teilte achtunddreißig Blütenessenzen in sieben Hauptgruppen ein:
1. Gruppe für all jene, die Angst haben;
2. Gruppe für all jene, die an Unsicherheit leiden;
3. Gruppe für all jene, die nicht genügend Interesse an der Gegenwart haben;
4. Gruppe für all jene, die einsam sind;
5. Gruppe für all jene, die überempfindlich gegenüber Einflüssen und Ideen sind;
6. Gruppe für all jene, die mutlos und verzweifelt sind;
7. Gruppe für all jene, die um das Wohl anderer überbesorgt sind.

### Die besondere Zusammensetzung der Notfalltropfen

Für die Fälle, in denen sofort Hilfe gebraucht wird, hatte Edward Bach eine Kombination aus fünf Einzelblütenessenzen entwickelt. Er nannte dieses Mittel »Rescue Remedy«, eben Notfalltropfen. Diese Notfalltropfen setzen sich zusammen aus:

*Cherry Plum:* bei Angst vor mentaler Überanstrengung; bei Furcht, den Verstand zu verlieren, und bei Verzweiflung.
*Clematis:* für Menschen, die träumerisch oder schläfrig sind und kein großes Interesse am Leben besitzen; wenig oder keinerlei Anstrengung, gesund zu werden, und in gewissen Fällen sogar Sehnsucht nach dem Tod;
*Impatiens:* bei mentalem Streß, weil alles zu langsam geht;
*Rock Rose:* das Notfallmittel für Fälle, wo es keine Hoffnung mehr zu geben scheint; bei Unfällen oder plötzlicher Erkrankung, wenn sich der Patient sehr fürchtet oder unter Schock steht; bei Panik vor Umstehenden;
*Star of Bethlehem:* für Menschen, die stark unter Kummer leiden; bei Schockzuständen durch schlechte Nachrichten.

### Rescue Remedy Cream

Die Bach-Blüten-Salbe wird auf biologischer Basis aus den Notfalltropfen hergestellt und enthält zusätzlich *Crab Apple* zur Reinigung. Sie ist in allen Apotheken erhältlich.

### Wann setze ich die Notfalltropfen ein ?

Es spielt keine Rolle, ob Sie einen seelischen oder einen körperlichen Schock erleiden oder ob Ihr seelisches und harmonisches Gleichgewicht oder Ihre innere Mitte ins Wanken gerät.

Die Notfalltropfen (Rescue Remedy) werden in der Regel in Situationen eingesetzt, die eine außergewöhnliche Belastung darstellen. Einfach als Erste Hilfe.
Zum Beispiel bei Verletzungen, Unfällen, Operationen, Schnittwunden, Verstauchungen und Prellungen, Stichen und Tierbissen, Verbrennungen und Sonnenstich, Fieber und Unterkühlungen.

Aber auch bei unangenehmen Nachrichten, Trennungen Streit, Scheidung, Verlust einer geliebten Person oder eines Haustieres, in Katastrophenzuständen, vor der Steuerprüfung oder dem Besuch beim Zahnarzt, Lampenfieber, Angst vor dem Fliegen oder der Bitte um Gehaltserhöhung oder bei Beendigung einer Zusammenarbeit, Neubeginn oder Umzug, Angstzuständen und tiefer Verzweiflung, bei Krampf- und Asthmaanfällen, bei Reise- und Seekrankheit und zur Entwöhnung von Süchten.

Die Notfalltropfen dienen der Stabilisierung und Harmonisierung des Gemüts. Sie wirken oft schon nach wenigen Sekunden oder Minuten. Notfalltropfen ersetzen aber nicht eine eventuell erforderliche medizinische Behandlung!

Bach-Notfalltropfen helfen Erwachsenen und Kindern, auch Tieren und sogar Pflanzen!

### Erfahrungen aus der Praxis

Eines Tages besuchte mich eine Patientin, völlig aufgeregt, aufgelöst und zitternd mit einem Liebesbrief in der Hand, an ihren Ehemann gerichtet, von ihrer besten Freundin.
Für die Patientin war die Welt zusammengebrochen, und sie war einem Nervenzusammenbruch nahe. Sie drohte, sich etwas anzutun. Der Schock war zu groß.
Es handelte sich hierbei um eine echte Notsituation, und ich verabreichte ihr einen Tropfen Rescue Remedy in einem Glas Wasser. Sie trank es ganz langsam aus.
Ich empfahl ihr, stündlich einen Tropfen Rescue Remedy einzunehmen. Gegen Abend rief sie mich wieder an und teilte mir mit, daß ihre Ausweglosigkeit und die Gedanken an Kurzschlußhandlungen gebannt waren und daß sie wieder ganz klar denken und handeln konnte.

Der folgende Fall ist mir selbst passiert: Mein damaliger Mann und ich fuhren über eine Kreuzung und sahen, daß kurz vorher an dieser Stelle ein Autounfall passiert war. Zwei Autos lagen im Straßengraben, und eine Person lag am Straßenrand. Wir hielten, und ich lief zu dem Verunglückten hin, um zu prüfen, ob ich helfen konnte. Der Mann lag bewußtlos da, und Blut floß im Gesicht und am Kopf. Sofort gab ich ihm einige Tropfen Rescue Remedy auf seine Lippen. Ein paar Sekunden später öffnete er die Augen. Er sah mich an, fragte mich, ob ich Ingrid wäre, und meinte, daß ich ihm wohl das Leben gerettet hätte. Natürlich war ich überrascht, daß er mich erkannte. Er war für mich aufgrund seiner Verletzungen am Kopf nicht zu erkennen gewesen.

Innerlich war ich so erschüttert, daß ich selbst auch Bach-Notfalltropfen benötigte. Jahre später traf ich diesen Mann wieder, und er bedankte sich nochmals für die Hilfe.

Ein anderes Beispiel aus der Praxis: An einem wunderschönen Sonnentag flog plötzlich ein kleiner, junger Vogel ins Wohnzimmer, der offensichtlich die ersten Flugkünste ausprobierte. Er knallte mit seinem Kopf gegen eine Fensterscheibe und blieb wie betäubt am Boden liegen. Schnell holte ich die Notfalltropfen und träufelte diese auf und in seinen Schnabel. Kurze Zeit später schlug er seine kleinen Augen auf, blickte mich an und konnte wieder ins Freie fliegen.

Noch eine Begebenheit von Edward Bach persönlich, als er die Notfalltropfen das erste Mal anwandte. Ein kleines Frachtschiff zerschellte vor der englischen Küste in einem Sturm. Zwei Seeleute hangelten sich mühevoll zum noch über die Brandung ragenden Mast empor, um dort Stunden auszuharren, bis ein Rettungsboot sie durch die stürmische See ansteuern konnte.

Einer der der beiden Seeleute war zum Zeitpunkt der Rettung bereits bewußtlos und blau im Gesicht, seine Kleidung steif vom Meersalz. Edward Bach benetzte die Lippen des Seemannes mit Rescue Remedy, damit er aus dem Schock herauskam. Der Mann gewann sein Bewußtsein sehr schnell zurück, setzte sich auf und konnte sich aufwärmen und versorgen lassen.

## Wie wende ich Notfalltropfen an?

Innerliche Anwendung
- In einer akuten Notfallsituation geben Sie 1–3 Tropfen in ein Glas frisches Wasser, möglichst ohne Kohlensäure.
  Zur Not klappt es auch mit dünnem Tee oder Saft.
  Davon trinken Sie alle 10–15 Minuten einen Schluck.
  Sie können auch ein zweites oder sogar ein drittes Glas einnehmen, falls noch keine Besserung eingetreten ist.
- Da in Notfällen häufig keine Flüssigkeit vorhanden ist oder es sich um Bewußtlose handelt, kann selbstverständlich Rescue Remedy auch unverdünnt verabreicht werden.
  Mit 2–3 Tropfen die Lippen benetzen oder auf die Zunge träufeln.
- Bei Säuglingen und Kindern geben Sie 2–3 Tropfen in das Trinkfläschchen und füllen es mit reinem Wasser ohne Kohlensäure auf.

Äußerliche Anwendung
- Bei Verletzungen, Verbrennungen, Stichen oder Muskelverspannungen sowie bei Hautproblemen können die Notfalltropfen auch äußerlich angewandt werden.
  Geben Sie 6–7 Tropfen auf einen halben Liter Wasser und verwenden diese Mischung für Umschläge oder Kompressen.
- Es ist auch möglich, die Pulsstellen des Handgelenks oder an der Halsschlagader einzureiben oder bei Bedarf 1–2 Tropfen direkt auf die Zunge oder auf die Handfläche bzw. den Handrücken zu träufeln.

Die Notfallsalbe hat die gleichen Anwendungsmöglichkeiten und verhilft zu einem schnelleren Heilungsprozeß, besonders bei Sonnenbrand, Prellungen und Hautproblemen.

### Wo kann ich Rescue Remedy kaufen?

Notfallsalbe kommt aus England vom Bach-Centre oder als »First Aid« und »Five Flower Cream« von Dr. Julian Barnard. Die Notfalltropfen sind in Deutschland und Österreich in allen Apotheken erhältlich. In der Schweiz gibt es Rescue Remedy auch in Drogerien. Inzwischen werden aus mehreren Ländern Blütenessenzen angeboten, wobei die australischen und kalifornischen Blüten eine sehr gute Wirkung zeigen. Die Notfallsalbe (Self-Heal-Blüten-Essenz-Hautcreme) der kalifornischen Blütenessenzen ist besonders für Allergiker geeignet.

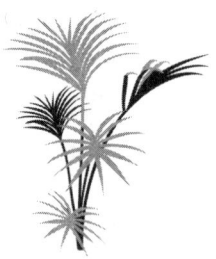

# 6. Ginkgo biloba:

# Ein Mittel gegen das vorzeitige Altern

*Dr. Robert Hofmann*

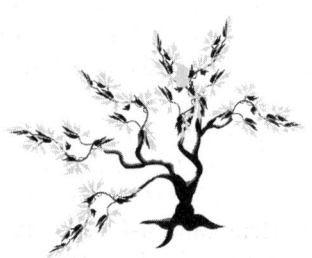

Ginkgo biloba ist die lateinische Bezeichnung für den ältesten Baum der Erde. Sein Name wird immer häufiger erwähnt. Lassen Sie uns dieses wundersame Gewächs genauer betrachten. Was ist so Erstaunliches an dieser Pflanze »dran« und vor allem »drin«?

## Zur Geschichte des Baumes

Der Ginkgobaum existierte bereits zur Zeit der Dinosaurier. Damals gab es schon elf verschiedene Arten. Wie die großen Urechsen hatte er damals allerdings eine erheblich größere Erscheinung als seine heutigen Nachkömmlinge.
Aussehen und Blattform hat er seit jener Zeit vor 250 Millionen Jahren aber nicht verändert. In der damaligen Periode der Erdentwicklung gab es übrigens nach Angaben der Wissenschaft noch keine Vögel oder Säugetiere.

Ausgrabungen auf unserem Kontinent bestätigen, daß der Ginkgobaum auch schon vor unserer letzten Eiszeit in Euro-

pa beheimatet war. Welch eine Energie muß in einem solchen Baum und in seinen Blättern stecken, daß sie ihm helfen konnte, Millionen von Jahren zu überleben?
In neuerer Zeit finden wir den Ginkgo in der Geschichts-
schreibung Chinas erwähnt, so hatte man ihn etwa im 11.
Jahrhundert am Jang-Tse-Fluß entdeckt.

Der Ginkgo wird heute oft als Tempelbaum gesehen; häufig
wurde er rings um Heiligtümer oder Kultstätten angepflanzt.
Um 1730 kam er dann durch Botaniker und Mediziner nach
Europa. Im botanischen Garten von Leiden in Holland wurde
1785 ein Ginkgo gepflanzt, welcher noch heute als Prachtex-
emplar zu bestaunen ist.

### Eine besondere Erscheinung

Ungewöhnlich ist die Blattform dieses Wunderbaums. Wie
ein Fächer sieht sie aus, abgerundet und in zwei Teile geglie-
dert. Daher stammt auch der Zusatz »biloba« = »zweilappig«.
Wie jeder Laubbaum verliert der Ginkgobaum seine Blätter
im Spätherbst, nachdem er sie herrlich gelb gefärbt hat. Die
ältesten noch heute lebenden Exemplare haben ein geschätz-
tes Alter von viertausend Jahren und erfreuen sich guter Gesundheit.

Sein robustes Bauprinzip und seine Widerstandskraft gegen
Schädlinge ermöglichen es ihm, daß er nicht nur draußen
auf dem Lande wächst, sondern sowohl in der 5th Avenue in
New York als auch auf dem Berliner Kurfürstendamm stehen
und gedeihen kann. Es scheint, als könne er gegen die Um-
weltgifte mehr Immunkraft einsetzen als die meisten anderen
Bäume.

Seine gelben Samenmäntel brachten ihm den Namen »Sil-
beraprikose« ein. Diese enthalten ein hohes Maß an Fettsäu-

ren, vor allem Buttersäure. Diese Buttersäure erzeugt allerdings den einzigen Wermutstropfen in der Freude über den Ginkgobaum. Im Herbst verbreitet sich um ihn ein ziemlich ranziger Geruch.

Die stärkereichen Kerne nennt man in der asiatischen Küche auch »Ginkgonuß«. Sie werden dort so verwendet, wie man bei uns Pistazien nutzt.

Trotz dieser Vorzüge schaffte es der Ginkgobaum bei uns nicht, eine beliebte Nutzpflanze zu werden, aber – und dies ist natürlich in unserem Zusammenhang viel wichtiger – er wurde als Heilmittellieferant rund um die Welt berühmt.

## Die Ginkgowirkstoffe

Seine Blätter enthalten ganz spezielle Wirkstoffe, die sonst in keiner Pflanze der Welt vorkommen. Millionen von Jahren hatte der Ginkgobaum Zeit, seine Eigenart so zu entwickeln, daß er diese Wirkstoffe bilden kann.

Wofür ist der Ginkgowirkstoff hilfreich? Ganz allgemein ausgedrückt: für alle Erkrankungen des Alters und des Alterns!

Wir wollen einige typische Alterserkrankungen kurz benennen, bei deren Behandlung sich Ginkgo bewährt hat.

*Arteriosklerose:* Diese häufige Alterserkrankung kann sich durch folgende Symptome zeigen: Konzentrationsfähigkeit und die Merkfähigkeit lassen nach. Die Häufigkeit von Schwindelgefühlen, Ohrengeräuschen, Kopfschmerzen und Schmerzen beim Gehen steigt.

*Diabetes mellitus:* Hier taucht häufig der offene Unterschenkel auf, in der Fachsprache auch *Ulcus cruris* genannt.

*Schaufensterkrankheit:* Alle paar Meter muß der davon betroffene erkrankte Mensch stehenbleiben, da die Mangeldurchblutung der Beine ein Weitergehen unmöglich macht.

*Stimmungslabilität* und *Ängstlichkeit:* Dies taucht sehr häufig mit zunehmenden Alter auf.

*Arterielle Durchblutungsstörungen:* Hier ist eine besondere Unterstützung ratsam, da es sonst zu den gefährlichen Gefäßverschlüssen wie Gehirnschlag oder Herzinfarkt kommen kann.

### Wie wirkt Ginkgo biloba?

Die Fließgeschwindigkeit des Blutes sowie die Versorgung des Gewebes mit Sauerstoff und Nährstoffen wird verbessert. Dadurch können die Gewebszellen besser vor schädigenden Einflüssen, in erster Linie vor Sauerstoffmangel, geschützt werden. Die allerkleinsten Gefäße können effektiver durchblutet werden.

Das Gehirn wird besser durchblutet, die Ernährung unseres Schalt- und Kontrollorganes erhöht, die mangelnde Ernährung durch Ablagerungen vermindert. Konzentrations- und Merkfähigkeit steigen wieder.

Bei Schwindelgefühl hilft der Wirkstoff, daß die Reize, die durch begleitendes Kreislauftraining gegeben werden, genauer und schneller von uns angenommen werden können.

Die Einnahme des Ginkgoextraktes beschleunigt die Wiederherstellung des Gleichgewichtes. Bei Gehunsicherheiten und Kreislaufschwankungen konnte festgestellt werden, daß bei Einnahme von Ginkgo die Informationsflüsse schneller und besser vom Gehirn verarbeitet werden.

Durchblutungsstörungen der Arme und Beine können vermindert werden.

Die Häufigkeit von Kopfschmerzen wurde nach der Einnahme von Ginkgo weniger, und die Ohrengeräusche nahmen beachtlich unter der Wirkung der Arznei ab.

Sozusagen als Nebeneffekt ist die Stimmungslabilität, die oft mit arteriellen Erkrankungen einhergeht, wesentlich weniger stark ausgeprägt.
Überängstlichkeit, zum einen verständlich durch die Unsicherheit beim Gehen, andererseits aber auch grundlos, nimmt unter der Einnahme der Präparate ab.

Eine Krankheit erschüttert uns seit Jahren und macht uns auch selbst Angst vor der Zukunft, weil wir nicht genau wissen, wie stark sie sich verbreiten wird: *Alzheimer*. Lange Untersuchungsreihen mit Patienten, die an Alzheimer erkrankt sind, zeigten eine günstige Beeinflussung der Erkrankung durch die Gabe von Ginkgopräparaten, so daß doch Hoffnung bei der Unterstützung der erkrankten Menschen besteht.

Noch einmal zur Schwindelerkrankung: Die weit verbreitete Krankheit wird durch ein Verändern der Funktion im Gleichgewichtsorgan des Menschen ausgelöst.
Richtiges Kreislauftraining bei Physio- oder Ergotherapeuten, dazu Trainingsanweisungen für zu Hause und Einnahme von Ginkgoextrakt bringen eine erhebliche Verminderung von Schwindelgefühlen und eine deutliche Besserung des Gesamtzustands.

## Wie man länger jung bleibt ...

Durch zunehmendes Alter kann der Körper nicht mehr die jugendliche Lebenswärme erzeugen, was zu einem ständigen Kälteempfinden und einer Mangeldurchblutung der Extremitäten führt.
In der täglichen Praxis bewähren sich die »Dazuverabreichung« (also als Ergänzungstherapie) von Ginkgoarznei, richtige Ernährung und ein entsprechendes körperliches Training hervorragend.

Es wartet die Aufgabe auf uns, das Übel des Alterns direkt anzupacken. Dazu eignen sich erwiesenermaßen
- Regelmäßiges Gedächtnistraining
- Vitamin- und mineralstoffreiche natürliche Ernährung
- Tägliche sportlich-gymnastische Übungen, die fit halten
- Unterstützung durch viel Lachen und
- Ginkgoextrakt

Gerade bei Kreislauferkrankungen, Erkrankungen oder Fehlfunktionen der Gefäße gilt es immer, den Körper durch gezielte richtige Übungen fit zu halten. Hilfreich ist hier auch, durchblutungsfördernde Öle und Cremes zu verwenden.

## Geistige Einstellung

Ein besonderer Aspekt ist die geistige Einstellung zur körperlichen Gesundheit: »Es wird gut werden, ich schaffe es«, hilft enorm zur Gesundung oder besser noch zur Gesunderhaltung beizutragen.
Sich innerlich, vor seinem geistigen Auge, als leistungsfähig und unternehmungslustig zu sehen, ist einer der wichtigsten Faktoren für Lebensfreude und Weiterentwicklung unserer Persönlichkeit auch im Alter.

Was können wir selbst gegen das vorzeitige Altern tun? Vermeiden Sie die folgenden Auslösefaktoren für die genannten Erkrankungen, so gut Sie es können:
- Nikotin
- Bluthochdruck
- Übergewicht
- Bewegungsmangel
- andauernde familiäre Probleme
- Streß

## Zur Anwendung von Ginkgopräparaten

Ginkgo biloba fand in den letzten Jahren enorme Verbreitung in der ganzen Welt. Dabei darf man natürlich folgendes nicht vergessen: Ein solches unterstützendes Arzneimittel hilft nur, wenn wir es regelmäßig über einen längeren Zeitraum einnehmen!
Die alleinige Einnahme von Ginkgoextrakt bei schweren Erkrankungen des Gefäßsystems ist leichtsinnig und bei weitem nicht ausreichend.
Je nach Schweregrad der Erkrankung muß unbedingt eine Kombination mit anderen Arzneistoffen und anderen Therapien durchgeführt werden.

Die Einnahmemenge sollte sich nach den Angaben auf dem Beipackzettel richten und nicht überschritten werden. Wie jeder andere Heilstoff kann auch hier bei einer Überdosierung eine zu starke Reaktion auftreten. Genau das, was verbessert werden sollte, verschlechtert sich dann: Schwindel, verstärkte Ohrengeräusche, aber auch Kopfschmerzen und Unwohlsein treten auf.

## Die Zukunft von Ginkgo biloba

Analysen ergaben, daß der Ginkgowirkstoff die Arbeitsvorgänge der Blutplättchen unterstützt, welche für die Wundheilung eine wichtige Rolle spielen. Die Kräftigung und Erhaltung der roten Blutkörperchen wird gefördert. Die weißen Blutkörperchen werden in die Lage versetzt, ihre Abwehrarbeit besser zu leisten.
Die sogenannten freie Radikale, gerade bei der Entstehung der Krebserkrankung als wichtige Auslöser entlarvt, werden verringert.
Die Wundheilung und die Reparaturmaßnahmen an den Gefäßwänden beschleunigen sich.

Die Entstehung von Wasseransammlungen in den Extremitäten, Ödeme genannt, wird reduziert. Dadurch werden die
Gewebszellen weniger geschädigt.
All die genannten, inzwischen besser erforschten Wirkungen
und Zusammenhänge lassen auf eine glanzvolle Zukunft für
eine große Palette unterschiedlicher Ginkgopräparate und
-anwendungen schließen.

Zum besinnlichen Abschluß noch ein Vers des großen Dich-
ters Johann Wolfgang von Goethe, der sich auch schon mit
Ginkgo befaßt hat – zumindest literarisch:

> *Ginkgo Biloba, dieses Baumes Blatt,*
> *der von Osten meinem Garten anvertraut,*
> *gibt geheimen Sinn zu kosten,*
> *wie's den Wissenden erbaut.*
> *Ist es ein lebendig Wesen,*
> *das sich in sich selbst getrennt?*
> *Sind es zwei, die sich erlesen,*
> *daß man sie als eines kennt?*
> *Solche Frage zu erwidern,*
> *fand ich wohl den rechten Sinn,*
> *fühlst du nicht an meinen Liedern,*
> *daß ich eins und doppelt bin!*
> – Ginkgo Biloba aus dem »Westöstlichen Diwan«

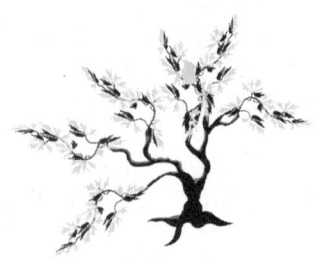

# 7. Enzyme:

## Bausteine unseres Lebens

*Dr. Robert Hofmann*

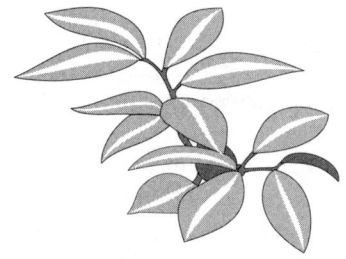

### Warum brauchen wir Enzyme im täglichen Leben?

Ohne Enzyme gäbe es kein Leben auf unserem Planeten. Viele Lebensvorgänge werden erst durch Enzyme ermöglicht. Reaktionen von chemischen Substanzen im Körper, selbst die Atome, werden durch die Enzyme in ihrer Reaktionsweise beeinflußt. Eine endlose Reihe von Prozessen wird von den Enzymen gesteuert.
Alltägliche Vorgänge wie Hefegärung, aber auch die Verdauung und Schönheitspflege, hängen von enzymatischen Vorgängen ab.

Warum gibt es zur Zeit einen solchen Enzymenboom? Diese »kleinen Helferlein« sollen im Kampf gegen Krankheiten und beim Älterwerden Siege erringen. Außerdem können sie das Abwehrsystem stärken und gegen alle möglichen Krankheiten vorbeugend wirken. Auch die wissenschaftliche Seite nimmt dazu Stellung: Schwere chronische Erkrankungen werden in ihrem Verlauf durch Enzyme günstig beeinflußt.

### Wie wirken Enzyme?

Enzyme bewirken, daß Stoffwechselvorgänge, die alleine kaum zu bewältigen wären, wesentlich schneller vonstatten gehen können. Die Enzyme bringen sich wie Regieassistenten sozusagen mit in das biologisch-chemische Schauspiel ein. Sie steuern die Reaktionen, gehen aber selbst aus dieser Arbeit unverändert hervor, um sich erneut der nächsten Arbeit zu widmen. Sie wirken wie Katalysatoren, deren Gegenwart für bestimmte Prozesse notwendig ist, die sich während des Ablaufs dieser Prozesse aber nicht biochemisch verändern.

Mit Hilfe von Enzymen laufen diese Reaktionen etwa eine Million mal schneller ab, als es ohne die Enzyme möglich wäre. Wenn wir essen und es wären keine Enzyme zur Unterstützung der Verdauungsarbeit da, dann würde unser ganzes Leben nicht genügen, um die notwendige Verdauungsarbeit zu leisten.

So würde z. B. die Herstellung von Wein aus Obstsaft ohne Enzyme ungefähr 6000 Jahre brauchen. Mit Hilfe von Gärungsenzymen ist diese Arbeit aber innerhalb weniger Tage getan.

### Was sind Enzyme?

Enzyme sind winzige Eiweißmoleküle, die nicht einmal unter dem optischen Mikroskop zu entdecken sind. Doch manche dieser Enzyme können zumindest größer sein als Zellmoleküle.

Enzyme funktionieren mit Vitaminen und Ionen. Diese zusätzlichen Moleküle werden dann Koenzyme genannt. Das Koenzym läßt den Rest des Enzyms erst funktionieren. Den Enzymkörper ohne Koenzym im Zentrum nennt man Apoenzym.

Bei Mineral- oder Vitaminmangel ist die Tätigkeit der Enzyme stark reduziert, dadurch laufen die von ihnen abhängigen Körperfunktionen nicht mehr richtig ab. Jede Zelle besitzt übrigens ihre ganz eigenen, charakteristischen Enzyme.

### Wie arbeiten Enzyme?

Wie kommen die richtigen Enzyme zu den entsprechenden Zellen? Im Zellkern befindet sich die Desoxiribonucleinsäure, DNS genannt. Sie enthält den genetischen Code. Dieser bestimmt eindeutig erkennbare Faktoren, wie zum Beispiel die Farbe der Haare, der Augen, der Haut, der Körpergröße, aber auch die geistigen Eigenschaften. In diesem Originalplan wird gleichzeitig bestimmt, was wir zum Leben brauchen. Die Zelle enthält nun »Fabriken« zum Aufbau von Eiweißen. Ein großer Teil der in der Zelle produzierten Eiweiße sind Enzyme. So wird sichergestellt, daß jede Zelle ihre speziell benötigen Enzyme erhält.

Die Zelle hat unter anderem die Aufgabe, wenn transportierte Stoffe an die Zellmembran bzw. Zellgrenze gelangen, nicht alles hinein- und herauszulassen. Für diese Arbeit sind »Zollbeamte« zuständig, die sich darum kümmern. Diese »Zollbeamten« sind ebenfalls unsere Enzyme. So müssen Eiweiße, Zucker, Fette, Vitamine und Mineralien bestimmten Richtlinien, die der Zelle förderlich sind, entsprechen – bevor sie von den Enyzmen »durchgelassen« werden.

Alle Arbeiten, die zum Wachsen und Gedeihen der Zelle nötig sind, werden von den Enzymen übernommen. Außerhalb der Zelle übernehmen die Enzyme wichtige Arbeit im Bereich der Verdauung. Andere Enzyme sorgen dafür, daß der Sauerstoff zu den Lungen gelangen kann. In der Zelle werden dann die Rohstoffe von »Spezialisten« – Enzymen, wie könnte es auch anders sein – wieder gespalten. So lange, bis sie die bestverdauliche Form haben – beim Zucker ist das zum Beispiel Glukose. In den Kraftwerken der Zelle, den Mitochondrien, kann die Glukose in Energie umgewandelt werden.

### Schlüssel und Schloß

Wie geschieht es, daß eine solch phantastische Ordnung innerhalb der Enzymfunktionen entsteht? Der deutsche Forscher Emil Fischer fand die Lösung: Enzyme passen wie ein Sicherheitsschlüssel zum Sicherheitsschloß. Bestimmte Enzyme passen also nur zu einer ganz bestimmten Substanz. Diese Substanz nennt man in der Fachsprache auch Substrat. Nur die Enzyme sind in der Lage, diese Substanz umzuwandeln.

Wie kommt es dazu, daß im Körper alles in der richtigen Zeitfolge abläuft? Dazu muß man einige Einflüsse betrachten:

### Enzymmangel

Dieser kann dadurch entstehen, daß die Zelle nicht in der Lage ist, ihre bestimmten Enzyme herzustellen (genetischer Defekt).

Eine Ermüdung in den herstellenden Zentren (Ribosomen), wie zum Beispiel der Alterungsprozeß, verlangsamt den Produktionsprozeß. Die Enzyme, die mit Vitaminen oder Mineralien zusammenarbeiten – wir haben sie schon als Koenzyme kennengelernt –, sind in ihrer Aktivität davon abhängig, ob genügend Mineralien oder Vitamine vorhanden sind.

Die Enzyme reagieren sehr genau auf die Menge ihrer bereits erledigten Arbeit. Ist genügend geleistet, kann eine Pause eingelegt werden, bis der umgewandelte Substratstoff ausrei-

chend verbraucht wurde. Fällt die Körpertemperatur allerdings unter ein bestimmtes Maß, stellen die Vitamine ihre
Arbeit endgültig ein. Sie lieben die wohlige Temperatur von
37 Grad Celsius.
Steigt die Temperatur an, werden sie zur Beschleunigung ihrer Arbeit angetrieben. Erhöhter Durst und Sauerstoffmangel
sind die Folge des Fiebers. Es besteht folgende Gefahr: Enzyme sind Eiweiße, die eine Temperatur über 45 Grad Celsius
nicht vertragen können, deshalb ist diese Grenze auch le-
bensgefährlich.

## Besondere Enzyme

Der Körper hat für verschiedene Funktionen ganz spezielle
Enzyme zur Verfügung. Manche Enzyme können in einem
zu sauren Milieu ihre Arbeit hervorragend leisten, andere
wiederum nicht.
Es gibt Enzyme, die wir Proenzyme nennen. Sie sind mit einer Schutzfunktion versehen, um nicht jederzeit ihre Arbeit
tun zu können. Hierzu gehören zum Beispiel die Enzyme für
die Blutgerinnung. Es wäre tödlich, wenn diese immer im
Einsatz wären.
Verdauungsenzyme wie zum Beispiel Trypsin, Pepsin oder
Chymotrypsin gehören ebenso dazu. Diese Proenzyme bekommen eine Eiweißkappe als Funktionssperre. Denn sonst
würden sie bei einer Überproduktion der Verdauungsenzyme
den Magen auflösen. Wenn Proenzyme benötigt werden, ge-
nügt schon ein winziges Enzym, um Eiweiß zu spalten. Die
ganze Energie des Enzyms kann somit ihre Arbeit leisten.
Sind diese Proenzyme einmal geöffnet, können sie sich nicht
wieder zurückverwandeln.

Damit kein Unheil im Körper durch stetig tätige Enzyme geschieht, werden spezielle Aufpasser eingesetzt, sogenannte
Inhibitoren. Aber auch Hormone und andere körpereigene

Substanzen können das schädliche Weiterwirken der entfesselten Enzyme stoppen.

## Die innere Atmung oder Zellatmung

Hier sind viele wichtige Enzyme beteiligt. Die »Zellenyzme« gehören ohne Zweifel zu den wichtigsten Enzymen der Zelle. Ihren Sitz haben sie in den Mitochondrien, den Kraftwerken der Zelle. Wie wir schon wissen, brauchen die Enzyme oft Koenzyme, um ihre Arbeit leisten zu können. Die wichtigsten Enzyme der Zellatmung sind die Vitamine B3 und B4.

## Die Ernährung spielt eine wesentliche Rolle

Eine vollwertige Ernährung, die ausreichend frische Kost enthält, dient unseren Lebensvorgängen hervorragend als Lieferant der wichtigsten Rohstoffe.

Menschen, die sich nicht bewußt und gesund ernähren, meinen aber immer häufiger, durch die Einnahme von Verdauungsenyzmen, wie man sie in Reformhäusern oder Naturkostläden kaufen kann, vor, während oder nach der Mahlzeit das wieder »ausbügeln« zu können, was sie vorher durch schwere und falsche Ernährung ihrem Organismus zu viel zugemutet haben.

Natürlich kann es nicht richtig sein, einfach eine Menge an Enzymen zu sich zu nehmen. Gerade in letzter Zeit mehren sich die Meldungen über Unverträglichkeiten bei häufiger Einnahme. Das liegt daran, daß wahllos etwas in sich hineingestopft wird, was, gezielt eingesetzt, eine hervorragende Wirkung hat.

Da sich Verdauungsstörungen geradezu zu einer Volkskrankheit entwickelt haben, wird oft ein Enzymgemisch aus

Ananas und Papaya (z.B. Bromelain und Papain) verwendet.
Trotz der luxuriösen Überernährung zeigen sich immer mehr Mangelerscheinungen. Es ist so, als ob wir Hunger bei vollen Töpfen erleiden müßten. Es fehlt uns meist an Vitaminen, Mineralien und Spurenelementen.

## Anwendungen

Es gibt 23 besonders erfolgreiche Enzympräparate auf dem Markt, keineswegs nur zur Förderung der Verdauung! Sie helfen bei:

- Blutergüssen
- Prellungen
- Verrenkungen
- Knochenbrüchen
- Venenentzündungen
- Wundheilung

- Verdauungsstörungen
- Krampfadern
- Hämorrhoiden
- Bandscheibenbeschwerden
- Zellulitis.

Auch werden sie bei:

- Verdauungsschwäche
- Magenschleimhaut-
  entzündungen
- Appetitmangel
- Entzündungen im Mund-
  und Rachenraum
- Völlegefühl
- rheumatischen Erkrankungen

- Hautentzündungen
- Ausschlägen
- Akne
- Sonnenbrand und
- zur Behandlung von
  Strahlenschäden verwendet.
  Diese Liste kann man
  noch beliebig erweitern.

## Das Wichtigste im Umgang mit Enzymen

Stellen Sie sich folgende Fragen: Wofür möchte ich Enzyme einnehmen, wie lange ist die Einnahme sinnvoll, und welche Enzyme sind mir eine wirkliche Hilfe? Diese Fragen können für eine Dauereinnahme nur von einem Arzt oder Heilpraktiker beantwortet werden!

Damit ist gemeint, daß ein vorsichtiger Umgang mit unserem Körper selbstverständlich sein sollte, auch bei der Einnahme von Enzymen. Denn unser Körper ist kein chemisches Labor, das man mit allen möglichen Ingredienzen vollstopft. Vielmehr gilt auch hier: »Das Ganze ist nicht die Summe seiner Einzelteile, sondern wesentlich mehr.« Bewußt verzichte ich auf »Patentrezepte«, welche Enyzme wann und wo bei welcher Dosierung angeblich als »Wundermittel« wirken. Enyzme sind wichtig, vermehrt brauchen wir heutzutage eine Zufuhr von außen – aber welche, wie, wo und wann, sollten Sie mit Ihrem Therapeuten besprechen!

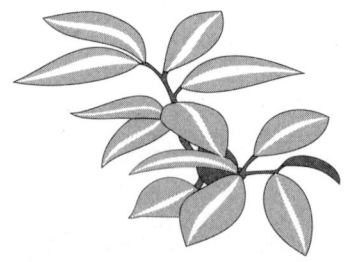

# 8. Die Kahuna-Harmoniemittel:

## Schamanistische Geheimnisse aus Hawaii

*Suzan H. Wiegel*

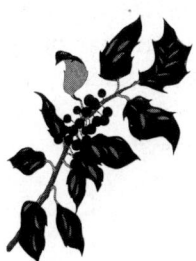

*Na ka makua o kalani e malama i'a oe*
Laß den himmlischen Vater sich um dich kümmern.

### Was bedeutet Glück?

Nach Ansicht der Kahunas wohnen Glück und Erfüllung im Inneren jedes Menschen, sie können dort gefunden und erhalten werden. Für die Kahunas, die Schamanen aus Hawaii, sind das nicht nur schöne Worte, sondern sie leben, was sie sagen. Jedem, der ihnen begegnet, wird das deutlich sichtbar und intensiv fühlbar. Sie kennen den Weg, um »es« (das »Glück«) in uns selbst zu finden – denn irgendwo außerhalb von uns ist »es« ganz sicher nicht, und sie kennen auch die Wege, um »es« zu erhalten.

### Liebe dich selbst: Die Weisheit der Kahunas

Die Weisheit der Kahunas basiert auf einem einzigen Gesetz, dem sie ein Leben lang folgen: Es gibt nur eine »Sünde«, und das ist die, sich selbst nicht zu lieben. Indem sie nur diesem einen Gesetz folgen, sind sie außerstande, unzufrieden, mürrisch, zornig, ärgerlich, agressiv oder gewalttätig zu sein – weil sie all das, und noch so manches mehr, selbst verletzten würde.

Indem sie so handeln, sind sie die wirklichen Kinder Gottes. Sie selbst nennen es: »Im Dienste des Unaussprechlichen sein.« Das bedeutet für sie: dankbar zu sein, für alles, was sie bekommen und was ihnen geschieht. Das Unaussprechliche ist Liebe. Sich selbst nicht verletzen ist auch Liebe. Liebe ist das einzige, was es gibt, sagen sie.

Sie finden diese Liebe überall in der Natur: im Duft der Blumen, im Rauschen der Blätter, im Plätschern der Wellen, in den Strahlen der Sonne, in den Regentropfen usw.
Die Kraft dieser Liebe ist zwar für den Ungeübten unsichtbar, aber durchaus wahrnehmbar. Die Kraft dieser Liebe bringt alles zum Wachsen, sie ist das Lebensprinzip. Wenn wir uns in dieser Liebe bewegen, sind wir nicht nur gesund, wir sind glücklich. Das bedeutet für die Kahunas: Gesundheit von Körper, Geist und Seele oder, anders ausgedrückt, ein wirklich erfülltes Leben.

Sind wir durch negative Gefühle und Gedanken nicht in dieser Liebe, dann gibt es für die alten Heiler aus Hawaii nur einen Grundsatz: »So schnell wie möglich zurück zur Liebe.« Natürlich sind das nicht nur schöne Worte. Sie wissen sehr genau, daß das Unaussprechliche für diesen Fall vorgesorgt hat. Und zwar durch die Kraft bestimmter Heilpflanzen und deren Fähigkeit, den Geist der Liebe in bestimmten dafür vorgesehenen Teilen der einzelnen Pflanze zu speichern.
Zum Beispiel in Wurzeln, Früchten, Blüten oder Blättern.

Und so haben die Kahunas seit Menschengedenken eine ganz besondere Art entwickelt, Medizin zu gewinnen und sie zu

verabreichen. Sie wissen natürlich auch um die Heilkraft der
Extrakte aus Pflanzen. Aber eine solche Substanz allein würden
sie niemals als heilendes Mittel einsetzen. Sie erklären
klar und unmißverständlich, warum: »Wenn ihr (und damit
meinen sie die sogenannten zivilisierten Völker des Westens)
eine Heilpflanze kennt, dann wollt ihr sie gleich ausbeuten.
Es beginnt damit, daß ihr Plantagen anlegt und die Pflanze
im großen Stil anbaut. Damit seid ihr gewalttätig gegen den
Samen, denn der Samen weiß allein am besten, wohin er fallen
möchte. Ihr schwächt also bereits den Samen. Später bestimmt
ihr, wann geerntet wird, an einem Tag, der euch gefällt,
aber ihr fragt nicht die Pflanze. Damit schwächt ihr ein
weiteres Mal die Heilkraft der Pflanze. Nach der Ernte zerhackt
und zerstückelt ihr diese Pflanze, das nimmt ihr nochmals
Kraft. Bei der Herstellung der endgültigen Essenz habt
ihr nur einen Gedanken: Wieviel Geld ihr mit dem Verkauf
verdienen werdet. Damit ist die Heilkraft ein weiteres Mal
geschwächt, wir können von Heilkraft schon gar nicht mehr
reden.«

Sie fahren fort und sagen: »Das mag euch nicht einleuchten,
aber überlegt einmal genau. Wir lassen den Samen, vom
Wind getragen, dorthin fliegen, wohin er möchte. Während
des Wachstums besuchen wir die Heilpflanze täglich und bitten
sie, die Schwingung der Liebe aufzunehmen, was sie
auch gerne tut. Bevor wir ernten, fragen wir die Pflanze und
ernten sie niemals ohne ihre Einwilligung. Erst wenn die
Pflanze wirklich reif ist, nehmen wir sie wie ein Geschenk
entgegen. Wir legen den Teil der Pflanze, der als Heilmittel
dienen soll, in die Sonne und lassen sich die Essenz von allein
entwickeln. Niemals drücken wir einer Heilpflanze unseren
Willen auf. Das macht den Unterschied, versteht ihr? Die
Pflanzen bleiben ganz sie selbst und lassen sich durch unser
Zutun noch von der Schwingung der Liebe durchtränken.
Ein solches Heilmittel wird euch dort heilen, wo ihr es wirklich
benötigt, nämlich an eurer Seele, weil ein solches Heil-

mittel die Liebe trägt, aus der ihr herausgefallen seid. Denn sonst wäret ihr glücklich!«

Als ich all das von den Kahunas hörte, war ich bis auf den Grund meiner Seele betroffen. Sie hatten ja so recht. Warum hatte ich das nicht selbst schon verstanden?
Für mich ist es inzwischen einfach und konsequent logisch. Seither habe ich mit den Harmoniemitteln der Kahunas nicht nur mich selbst, sondern auch viele Patienten in meiner Praxis behandelt. Die Erfolge waren entsprechend überwältigend.

Ich möchte Ihnen die einzelnen Substanzen, die mir von den Kahunas zur Verfügung gestellt wurden, um uns selbst zu heilen, kurz vorstellen:

### Awa – der Schutz

Awa unterstützt uns auf allen Ebenen und schützt uns physisch, mental und emotional. Es fördert die spirituelle Entwicklung und öffnet das Bewußtsein.
Besonders geeignet für:
- Aura aufbauen, es füllt entstandene Risse und Löcher auf;
- legt sich wie ein hauchdünner Film um unsere Aura und schützt vor Energieverlust;
- verstärkt die Strahlkraft der Aura, harmonisiert ihre Farben, verstärkt das Wohlbefinden;
- mildert negative Gefühle und verstärkt positive;
- hilfreich nach Schocks aller Art und bei der Regeneration;
- gibt Kraft und Energie zurück, bereits nach wenigen Minuten;
- hilft bei Ekzemen, Wunden und Verstauchungen.

### Anwendung von Awa

*Innerlich:* morgens und abends je ein Tropfen auf ein Glas Wasser, schluckweise trinken. Zu Beginn der Behandlung auch dreimal täglich. Zur Verstärkung Flasche bei sich tragen oder nachts unter das Kopfkissen legen.
*Äußerlich:* einen Tropfen auf die Fingerkuppe und die betroffene Hautstelle leicht benetzen.

### Noni – das Loslassen

Noni dient der umfassenden und allgemeinen Reinigung und Entgiftung sowohl auf der körperlichen als auch auf der mentalen und emotionalen Ebene.
Ganz besonders geeignet für:
- Unterstützung von Nieren, Lymphe und Leber;
- Ausgleichung von Herz, Darm, Haut und Knochen;
- erfolgreich bei streßbedingtem Bluthochdruck;
- löst Gefühlsblockaden aus der Vergangenheit;
- fördert die schnelle Reinigung nach Streß-Situationen.

### Anwendung von Noni

Zweimal täglich je einen Tropfen in ein Glas Wasser geben, schluckweise trinken. Zu Beginn der Behandlung auch dreimal täglich möglich. Nur innerlich anwenden.

### Essiak – die Stärkung

Essiak wirkt vor allem günstig auf das Immunsystem. Es regt die körpereigenen Abwehrkräfte an.
Besonders geeignet für:
- Vorbeugen zur Aufrechterhaltung eines intakten Immunsystems;

- hilfreich bei Allergien und Pilzerkrankungen;
- unterstützt die erfolgreiche Behandlung von Neurodermitis, Heuschnupfen und Schuppenflechte;
- unterstützt die Entwicklung des Selbstbewußtseins und hilft dabei, an der richtigen Stelle nein zu sagen.

### Anwendung von Essiak

*Innerlich:* je nach Lage und Schwierigkeit des Falles ein bis fünfmal täglich einen Tropfen in ein Glas Wasser geben, schluckweise trinken.
*Äußerlich:* einen Tropfen auf ein Glas Wasser (2 cl) geben, mit dieser Lösung einen Wattebausch tränken und die betroffenen Hautstellen mehrmals täglich betupfen.

### Olena – das Vertrauen

Olena ist ein Aufbaumittel für alle, die nach einer Periode der Schwächung neue Kraft benötigen.
Besonders hilfreich bei:
- Unterstützung der Blutbildung und Zellerneuerung;
- bringt neue Energie in der Rekonvaleszenz, beschleunigt das Gesundwerden und verstärkt den Wunsch nach Gesundung;
- hilft dabei, ein positives Selbstwertgefühl zu entwickeln;
- unterstützt uns dabei, unsere innere Göttlichkeit wiederzuerkennen. Wir sehen wieder, daß uns nichts geschehen kann, weil Gott uns liebt;
- unterstützt uns dabei, die Liebe zu leben.

### Anwendung von Olena

Einen Tropfen in ein Glas Wasser, schluckweise trinken. Zur Verstärkung des Effekts Flasche bei sich tragen und nachts

unter das Kopfkissen legen. Bei Bedarf nochmals einen Tropfen vor dem Schlafengehen einnehmen.


## Koali – die Harmonie

Koali gleicht extreme Gemütslagen aus und wirkt auf körperliche Über- und Unterfunktionen in gleicher Weise har-
monisierend.
Besonders geeignet für:
- fördert die Heilung und Stärkung von Knochen, zum Beispiel nach einem Bruch in allen Wachstumsphasen;
- lindert und heilt chronische Hautirritationen;
- bringt Ruhe ins innere Wesen;
- heilt das Gefühl, ungeliebt zu sein;
- hilft dabei, eine schwere Kindheit zu überwinden.


### Anwendung von Koali

*Innerlich:* viermal täglich einen Tropfen auf ein Glas Wasser,
schluckweise trinken.
*Äußerlich:* einen Tropfen auf ein Glas Wasser (2 cl). Einen
Wattebausch mit dieser Flüssigkeit tränken und die kranke
Hautstelle mehrmals täglich betupfen.


## Kukui – die Freude

Kukui hilft uns dabei, Anerkennung für uns selbst und andere zu empfinden, mehr Freude und ein »Sichleichtfühlen«.
Wir können uns auch einmal eine Schwäche erlauben, es
fällt leichter, einem anderen zu vergeben.
Besonders hilfreich für:
- es regt die Verdauung sanft an, weil wir emotional besser
  verdauen;

- lindert Katarrhe der oberen Luftwege, gut bei Halsentzündungen und Schluckbeschwerden, besonders dann, wenn diese Krankheiten in regelmäßigen Abständen immer wiederkehren;
- gut bei schlecht heilenden Wunden und Abschürfungen;
- hilft dabei, sich selbst Lob und Anerkennung auszusprechen;
- gut für die, die immer »durchhalten« wollen und sich keine Pause gönnen;
- fördert die innere Empfänglichkeit und die Zärtlichkeit des Herzens;
- unterstützt dabei, neue Perspektiven zu finden, wenn Altes sich auflösen will und das Neue noch nicht sichtbar ist.

### Anwendung von Kukui

Viermal täglich jeweils einen Tropfen auf ein Glas Wasser, schluckweise trinken. Bei Nasennebenhöhlenentzündungen können Sie einen Tropfen auf die Handoberfläche legen und abwechselnd in jedes Nasenloch »hochziehen«.

### Popolo – die Bestimmung

Popolo wirkt anregend und motivierend. Es läßt den »Seelenmotor« wieder richtig anspringen und hilft, neue Ansätze für die jeweiligen Lebensziele zu finden.
Besonders hilfreich für:
- die Lymphe, speziell im Kopfbereich; fördert die Schleimausscheidung;
- stärkt den tiefen inneren Willen und unterstützt dabei, sich von überalterten Glaubens- und Verhaltensmustern zu lösen;
- bringt Klarheit in Lebensziele und Zielfindung;

– es wirkt wie eine gereinigte »Zündkerze«, gibt neuen Elan und führt den einzelnen zu dem, was wirklich wichtig für seine individuelle Entwicklung ist.

## Anwendung von Popolo

*Innerlich:* morgens und abends einen Tropfen auf ein Glas Wasser, schluckweise trinken. Um die Wirkung zu verstärken, können Sie die Flasche tagsüber bei sich tragen oder sie nachts unter das Kopfkissen legen.
*Äußerlich:* einen Tropfen auf ein Glas Wasser (2 cl); mit dieser Lösung einen Wattebausch befeuchten und die schmerzende Hautstelle betupfen. Bei Bedarf können Sie auch eine Kompresse auflegen.

Für alle Mittel gilt, daß sie keinerlei Nebenwirkungen auslösen, Sie sollten sich allerdings an die Dosierungsvorschriften halten. Selbstverständlich ist auch, daß diese ganz speziellen Mittel Ihnen sicher helfen werden, daß sie aber nicht alleine für eine Veränderung in Ihrem Leben sorgen können. Ohne Ihre bewußte Unterstützung durch Ihr Denken und Handeln wird eine dauerhafte Heilung kaum eintreten.

*Bezugsquellen-Hinweis für die Kahuna-Harmoniemittel*

*Deutschland:* Lichtinsel, Schmausenbuckstr. 86, 90480 Nürnberg, Tel. 09 11/40 33 44 und 54 24 93 – Fax: 40 11 30

*Österreich:* Dr. Petra Zizenbacher, Lainzer Str. 167, A-1130 Wien, Tel. und Fax: 1/8 02 35 24.

Alle Harmonie-Mittel erhalten Sie in dunkelvioletten Spezialflaschen, die die Schwingungen »beschützen«. Jedes Mittel kostet 41 DM. Die Bestellung können Sie schriftlich oder

telefonisch aufgeben oder auch per Fax. Sie erhalten die
Harmoniemittel innerhalb einer Woche per Nachnahme zu-
gesandt, oder Sie schicken einen Euroscheck schon bei der
Bestellung mit.

Die Autorin dieses Artikels hält zum Thema »Kahuna-Hei-
lung« Vorträge, Seminare und Ausbildungen für Laien und
Praktiker/innen. Unterlagen und Informationen erhalten Sie
über: Lichtinsel Nürnberg, siehe oben.

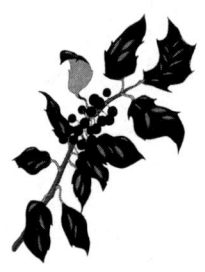

## 9. Steinöl:

## Heilung aus den Tiefen der Berge

*Suzan H. Wiegel*

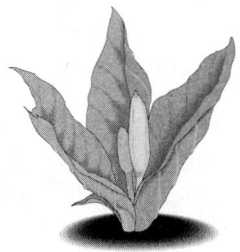

### Das Steinöl

Dieses außergewöhnliche Naturprodukt mit unglaublich erscheinender Heilkraft findet sich bislang in keinem »Heilkräuter«-Lexikon. Das Steinöl, gewonnen aus dem Schiefer des Karwendels, ist ein heilkräftiges Erbe aus dem Meer.

Seit etwa 800 Jahren ist das Steinöl, das früher auch »Dirschenblut« genannt wurde, im Karwendelgebiet als Heilmittel gegen »viel Gebrechen von Mensch und Vieh« bekannt. Die Bauern aus dem Karwendel erzählen sich zwei verschieden Sagen:
Ein »Türse« oder auch »Dirsche«, ein mittelhochdeutsches Wort für Riese, hatte mit einem gewaltigen Fußtritt die Erde geöffnet, so daß sie zu »bluten« begann. Das war die Erklärung dafür, daß das Öl aus dem Felsen sickerte und die Menschen seine heilende Wirkung entdeckten.
Die andere Sage erzählt vom Riesen Thyrsus, der im Inntal

lebte und Streit mit dem Riesen Haymo hatte. Dieser Haymo verwundete Thyrsus so schwer, daß er ins Karwendel floh. Dabei ist sein heilkräftiges Blut in den Fels gesickert.

## Schon Königinnen und Herzoge verwendeten es!

Wenn wir hier einen kurzen neugierigen Blick in alte »Patientenlisten« werfen, sehen wir, daß viele hohe Herrschaften der Vergangenheit Heilung durch das Steinöl gesucht und auch gefunden haben:

Im Jahre 1571 ließ sich Königin Magdalena aus Ungarn mit Steinöl behandeln, 1619 Herzog Maximilian von Bayern, 1620 und 1629 Herzog Leopold von Innsbruck. Sie alle waren, den alten Urkunden zufolge, mit dem Erfolg der Behandlung hoch zufrieden. An dieser Einschätzung hat sich bis heute nichts geändert.

Im Gegenteil, das Steinöl wird immer häufiger als »Rheumamittel« gelobt und ist ein Geheimtip. Aber gerade deshalb möchte ich es Ihnen vorstellen, damit es nicht weiter ein Geheimtip bleibt und all diejenigen, die seit Jahren über schmerzende Gelenke etc. klagen, sich dieses wunderbaren Heilmittels ebenfalls bedienen können.

## Wie entsteht das Steinöl?

Werden die Steine etwa ausgepreßt? Vor etwa 160 Millionen Jahren, als die Geburt der Alpen aus dem Erdinnern mit ungeheurem Druck und in unvorstellbarer Hitze erfolgte, wurde Gestein bis zu 2000 Meter Höhe über den Meeresspiegel emporgedrückt. Darin eingeschlossen waren nicht nur von der Eruption überraschte Tiere, Fische und Pflanzen, sondern auch ölhaltiger Schiefer, der aus dem Faulschwamm verlandeter Buchten eines Meeres entstanden war. So entstand der Ölschiefer oder Ölstein.

Der Ölstein, welcher ca. 6–7 % Öl enthält, wird im Tagbau abgebaut und in speziell dafür gebauten Öfen, die man Schachtöfen nennt, ausgeschwelt. Durch die Erhitzung des Ölsteines entweicht das Öl in Gasform. Diese Gase werden abgesaugt, abgekühlt und in Kondensationstürme geführt. Durch Destillation wird dem Öl das Wasser entzogen und durch Sulfonierung, das ist das Hinzufügen von Schwefelverbindungen, wasserlöslich gemacht. Das Endprodukt ist das Steinöl. 95 % des im Gestein enthaltenen Öls können auf diese Weise aus dem Stein gewonnen werden.

## Die besondere Bedeutung des Steinöls

Die Behandlung mit »Wärme« ist seit Menschengedenken ein bewährtes Hilfsmittel. Besonders dann, wenn unsere Knochen beginnen, an den wichtigsten Stellen, meistens sind es die Gelenke, zu schmerzen.
Die ursprünglichste überlieferte Form von »Therapie« dieser Beschwerden ist die Behandlung mit Tierfellen.
Durch diese Heilanwendung wurde den schmerzenden Partien gleichmäßige trockene Wärme zugeführt. Diese Form der Behandlung wurde aber nicht als ausreichend empfunden. So fügte man diesen Wärmewickeln bald bestimmte Blätter und den Dung von Tieren hinzu. Bei uns werden auch heute noch Efeublätter, die für einige Stunden in Essig eingelegt werden, zum Behandeln von Rheuma verordnet.

Da die heilende Wirkung dieser »Therapie« aber imer noch nicht zufriedenstellend war, suchte man weitere Möglichkeiten. Sehr bald sprach sich herum, daß die »feuchte Wärme« für die damalige Zeit, etwa um das Jahr 1200, sensationelle Erfolge brachte.
Es dauerte aber gar nicht mehr lange, bis man bestimmte organische Verbindungen in der Natur fand, die sich durch ihr Wärmespeichervermögen und gleichmäßige Wärmeabgabe

auszeichneten. Diese Fähigkeit besitzen, wie man heute weiß, organische Substanzen, in denen die sogenannten Peloide in einer hohen Konzentration auftreten.

Wie neueste Gutachten des Instituts für Physiologie und Balneologie der Universität Innsbruck und des Instituts für Wasserchemische und Chemische Balneologie der Technischen Universität München belegen, gehört das Steinöl unbedingt zu diesen Substanzen.

In beiden Gutachten heißt es u. a.: »Sie eignen sich dadurch besonders zur lokalen Wärmebehandlung mit Anregung von Durchblutung und Stoffwechsel sowohl direkt wie auch reflektorisch über die Headschen Zonen (dies sind größere Areale auf der Hautoberfläche, über den Körper verteilt). Über diese Zonen kann auf Organe direkt heilend eingewirkt werden. Durch die Anwendung in Form lokal applizierter Packungen geht die lokale Mehrdurchblutung ohne größere Steigerungen des Herzminutenvolumens einher und belastet daher Herz und Kreislauf relativ gering.«

Des weiteren wird dem Steinöl in beiden Gutachten ein höherer Gehalt an zweiwertigem Schwefel bescheinigt, als ihn Schwefelquellen aufweisen müssen, um als Heilquelle anerkannt zu werden.

Wir finden also im Steinöl eine doppelte Heilkomponente: die reichhaltigen Peloide und den hohen Schwefelgehalt.

### Welche Krankheiten können durch Steinöl gelindert oder geheilt werden?

Durch die lange Tradition in der Behandlung mit Steinöl liegen unzählige Heilungsberichte aus der Vergangenheit vor, aber natürlich auch aus der Gegenwart. Heute noch wird im Ursprungsgebiet des Steinöls, im Karwendelgebirge, das Steinöl als »Haussegen« bezeichnet. Damit soll nicht nur

ausgedrückt werden, daß das Steinöl ein Segen für die
Menschen ist, wenn sie erkranken, sondern vor allen auf
die Tatsache hingewiesen werden, daß durch das Steinöl
viele wunderbare Heilungen erfolgten, die sich rational nie-
mand erklären kann, die wie ein Wunder oder ein Segen
sind.

Mit großem Erfolg wenden Naturheilpraktiker das Steinöl bei
folgenden Krankheiten an:
- chronische Polyarthritis;
- Arthrosen verschiedensten Ursprungs;
- chronisch degenerierende Wirbelsäulenerkrankungen;
- chronische Muskelverspannungen;
- bei der Rehabilitation des Bewegungsapparats nach Operationen und Unfällen;
- in der Vorbeugung zur Anregung des Stoffwechsels und
  der Durchblutung sowie zur Entspannung von Muskeln
  (zum Beispiel nach einem langen Arbeitstag am Schreibtisch oder Computer, nach langen Wanderungen, viel
  Sport etc.).

Die deutlich besten Therapieerfolge werden mit zwei Steinöl-
produkten erzielt:
- mit der Steinölsalbe
- mit dem Steinölbadeöl.


### Die Steinölsalbe

Sie wirkt grundsätzlich entzündungshemmend. Bei allen
Schmerzen in Gelenken beziehungsweise am gesamten Be-
wegungsapparat ergeben sich hier zwei Möglichkeiten der
Anwendung.

Bei beginnenden Schmerzen in den Knochen oder nach einer leichten Prellung soll die Salbe auf die betroffene Stelle
aufgebracht und gründlich eingerieben werden. Wenn Sie

also zum Beispiel bemerken, daß Ihr Knie zu schmerzen beginnt, reiben Sie den schmerzenden Bereich mehrmals täglich mit der Salbe ein, und sorgen Sie bitte auch für Wärme am Knie.

Sind die Schmerzen bereits stärker oder bestehen schon länger, ist es ratsam, einen Umschlag zu machen. Sie reiben dann die Salbe wie oben beschrieben ein, legen aber bitte zusätzlich noch eine weitere messerrückendicke Schicht der Salbe auf diese Stelle.

Decken Sie diesen Bereich nun zunächst mit einer leichten Folie ab (zum Beispiel mit einer Frischhaltefolie), und umwickeln Sie diese Region dann mit einem leichten Verband. Lassen Sie diesen »Umschlag« am besten die Nacht über bestehen.

Am Morgen abnehmen, die Reste der Salbe gut abwaschen und erneut, je nach Bedarf, nur einreiben oder aber für den Tag einen neuen Umschlag (wie oben beschrieben) herrichten.

Diese Therapie hilft in leichten Fällen sehr schnell, in chronischen Fällen sollte sie über 6–8 Wochen angewendet werden, wobei Sie zwischen Einreiben und Umschlägen nach persönlichem Bedarf variieren können.

Bemerkenswerte Heilerfolge erzielen Sie mit der Salbe bei:
- Abschürfungen;
- dem Heilen von Wunden allgemein;
- Nagelbettentzündungen;

als Zugsalbe bei:
- der Behandlung von Geschwüren und Abszessen.

Nebenwirkungen sind nicht bekannt. Die Salbe ist *nur* für den äußerlichen Gebrauch bestimmt.

## Steinölbadeöl

Wir sprachen an anderer Stelle über die »feuchte Wärme« und ihre heilenden Qualitäten. Wenn Sie dieser feuchten Wärme, die Sie natürlich am intensivsten in einem Bad erleben können, nun noch eine bestimmte Menge des Steinöls hinzufügen, haben Sie eine erhöhte Wirkung auf die Anregung Ihres Stoffwechsels und Ihrer gesamten Durchblutung.

Das Steinölbad findet vor allen Dingen Anwendung, wenn man den Therapieerfolg der Salbenkur an schmerzenden Stellen noch steigern möchte.

Ebenso hat es sich aber auch in der Vorbeugung bewährt, besonders für all diejenigen, die jeden Tag für viele Stunden an einem Schreibtisch sitzen und deren Nacken- und Schulterpartien stark verspannt sind, oder zum Beispiel auch Menschen, die viel und lange stehen müssen und deren Beine oder Rücken daher schmerzen.

Sie können sich durch ein regelmäßiges Steinölbad eine »Badewannenkur zu Hause« gönnen. Die Wirkung eines solchen Bades ist frappierend, weil auch die kleinsten Blutgefäße, Kapillaren genannt, stärker durchblutet werden, was das hormonelle und neurovegetative Geschehen Ihres Körpers beruhigen wird.

Nicht zuletzt durch die Anregung Ihres Stoffwechsels können überflüssige Schlacken ausgeschieden werden, und Sie haben nach einem Steinölbad das Gefühl, erfrischt und entspannt, erleichtert und gelöst zu sein.

Ein solches Bad sollte nicht länger als 30–40 Minuten dauern und die Wasserwärme eine »Wohlfühltemperatur« sein. Baden Sie bitte nicht zu heiß, das hilft nicht mehr, sondern schadet eher.

Wöchentlich ein bis zwei Bäder, über 4–6 Wochen ohne Unterbrechung genommen, sind wie eine Kur. Sie werden es deutlich fühlen. Nebenwirkungen sind nicht bekannt. Halten

Sie sich aber bitte an die angegebene Badevorschrift. Dieses Badeöl ist nur für den äußerlichen Gebrauch bestimmt!

Das Steinöl ist in seiner therapeutischen Wirkung sehr überzeugend. Wenn Sie zu den Menschen mit Knochen- oder Gelenkbeschwerden zählen, wagen Sie einen Versuch.
Nutzen Sie eine über 200 Millionen Jahre alte natürliche Kraft, die unverfälscht aus der Erde kommt, für die Wiedergewinnung Ihrer Gesundheit.


### Bezugsquellenhinweis

Lichtinsel, Schmausenbuckstr. 86, 90480 Nürnberg, Tel. 09 11-40 33 44 und 54 24 93, Fax 40 11 30.

Steinölsalbe gibt es in Döschen zu 200 g; Preis: 19,50 DM.
Steinölbadeöl in Flaschen zu 250 ml; Preis: 17 DM,
und in Flaschen zu 500 ml; Preis: 28 DM.

Sie können schriftlich oder per Fax bestellen. Die Waren werden Ihnen innerhalb einer Woche zugeliefert, die Bezahlung erfolgt per Nachnahme oder Vorauskasse (Euroscheck bei Bestellung).

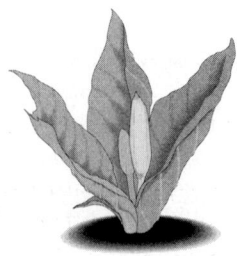

## 10. Aloe vera:

## Der Zauber des Himmels

*Erich Keller*

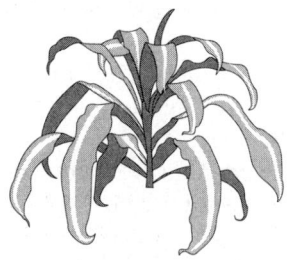

Aloe vera gehört zu den Lilien, auch wenn diese Pflanze überhaupt nicht so aussieht. Sie sieht aus wie eine Agave und hat verschiedenste botanische Bezeichnungen, die ihre vielfältigen Erscheinungsformen bezeichnen:

- Aloe vera            Aloe humilis incarva
- Agava virginica       Aloe mitraeformis
- Aloe saponaria       Aloe africana

(letztere finden wir in unseren botanischen Gärten am häufigsten).

### Herkunft der Aloe-vera-Pflanze

Die Pflanze kommt ursprünglich aus Afrika und von den Kapverdischen Inseln. Heute gibt es sie in folgenden Gebieten: Hawaii, Polynesien, Venezuela, Mexiko, Kaukasus, Türkei, Israel, Jordanien, Ägypten, Iran, Irak, im gesamten Mittelmeerraum, Indien, China und den heißen Regionen Nordamerikas.

Aus Virginia und Carolina kommt auch die heilkräftigste Agave, die Agava virginica. Sie ist für die Aloetherapie als ergänzende Pflanze bedeutsam. Wenn Sie einmal in Spanien oder Griechenland waren, haben Sie die Pflanze bestimmt auch schon gesehen.

## Das Aussehen der Aloe-vera-Pflanze

Die immergrüne Pflanze hat dicke, fleischige, spitz zulaufende Blätter mit mehr oder weniger ausgeprägten Dornen.
Die Blätter sind traubenartig angeordnet und haben verschiedenste Farben. Sie werden bei einigen Aloearten bis 80 cm lang und wiegen bis zu 1 Kilo. Meistens sind sie von rötlich-oranger Farbe.
Die Stämme der Blüten können einige Meter hoch wachsen. Ihre Blüten bildet die Aloe in den verschiedensten Farben und Formen, von der Ähre bis zur Blütenkrone.
Auch auf mittel- und nordeuropäischen Fensterbänken und in Pflanzkübeln im Garten gelingt die Zucht der Pflanze, so daß man selbst hin und wieder ein Blatt abbrechen und benutzen kann.
Die Blätter haben ein gelartiges Inneres, das sich leicht herauspressen oder -schälen läßt. Und um dieses Etwas geht es bei der Aloe.

## Die Inhaltsstoffe

Die Inhaltsstoffe der Aloe sind bei weitem noch nicht völlig erforscht und erkannt, zudem gibt es über 200 Aloearten weltweit, wobei jede für sich und zudem durch ihr Herkunftsgebiet auch verschiedene Inhaltsstoffe herausbildet.
Das Blattgel enthält bei allen Arten hochwirksame Stoffe: Enzyme, Vitamine, Proteine, Aloiside, Polysaccharide und Mineralien.

## Schon Kleopatra benutzte Aloe vera

Die Aloe wurde bereits vor Tausenden von Jahren von vielen alten Kulturen benutzt. Nofretete und Kleopatra benutzen den Saft als Hautpflege, die Indianer und Inkas betrachteten die Aloe als »Zauber des Himmels«.

Seit die Aloe vor 150 Jahren in Mitteleuropa bekannt wurde, begann man, sie als »Erste-Hilfe-Mittel« zu nutzen. Heute ist die Aloe dem breiten Publikum fast nur als Heilpflanze für die Haut bekannt.

## Äußerliche Anwendung

Als Wüstenpflanze speichert die Aloe in ihren Blättern sehr viel Feuchtigkeit. Diese Feuchtigkeit gibt das Gel bei äußerlicher Anwendung an die Haut ab.

Für die Anwendung gibt es das Aloeöl, das durch Einlegen von kleingeschnittenen Blättern in ein Pflanzenöl (meist Soja- oder süßes Mandelöl) gewonnen wird.

Oftmals wird noch etwas frischer Aloesaft hinzugefügt. Das so gewonnene Öl ist bis zu einem Jahr haltbar.

Durch das Heraustrennen und -pressen des Blattfleisches werden das Gel und der Saft gewonnen.

Diese wirken

- adstringierend
- beruhigend
- feuchtigkeitsspendend
- geschwürheilend

- kühlend
- porenreinigend
- wundheilend.

Aloe wirkt auch vorzüglich bei folgenden Problemen von Haut und Haar:

- Abszesse
- Akne
- Allergien
- Dermatitis
- Entzündungen
- Geschwüre
- Haarausfall
- Hauttuberkulose

- müde Haut
- Neurodermitis
- Pilzinfektionen
- Schnittverletzungen
- Schuppenflechte
- trockene Haut
- Verbrennungen

Die Anwendungsmöglichkeiten sind einfach: Öl oder Gel werden als Gesichts- oder Körperöl regelmäßig aufgetragen. Auch Bäder mit 2–3 EL des Öls haben eine nachhaltige Wirkung auf die Haut.
Öl und Gel können mit entsprechend wirksamen ätherischen Ölen oder Grapefruitkernextrakt angereichert werden, wodurch die Wirkung verstärkt wird.

Bei Pilzinfektionen muß eine Kombination von Hautpflege mit Gel und Pflegebädern über einen langen Zeitraum durchgeführt werden. Da der Hautpilz oftmals aus einem Kopfhautpilz resultiert, der sich nach unten auf den gesamten Körper ausgebreitet hat, sollten auch regelmäßige Haarkuren gemacht werden.
Dabei wird das Haar großzügig mit Aloeöl oder -gel einmassiert, unter einer Kopfbedeckung maximal 1 Stunde einziehen lassen, dann gründlich auswaschen. Gleiches wirkt auch gut bei Haarausfall.

### Heilkräfte der Aloe-vera-Pflanze

Die Aloe kann mit ihren wertvollen Inhaltsstoffen noch in vielen weiteren Bereichen heilsam für den Menschen eingesetzt werden. Es gibt viele wissenschaftliche Studien über die Heilkräfte der Aloe. Auch über ihre Anwendung als stärkstes natürliches Abführmittel hinaus gibt es mittlerweile zu berichten.

H. R. McDaniel, ein Pathologe und Forscher am Dallas-Fort Worth-Medical Center, hat sich besonders mit der Pflanze beschäftigt und kam zu dem Resultat, daß der Extrakt der Pflanze auf geheimnisvolle Weise gleichzeitig bei vielen Symptomen wirksam ist: nämlich bei Akne, Arthritis, Candida, Pilzinfektion, Entzündung, Schuppenflechte, Übelkeit, Hefepilzinfektion, Verstauchungen, Vaginitis, Herpes u. a.

Prof. W. P. Filatow aus Rußland hat sich sehr ausgiebig mit den »biogenen« Wirkungen der Aloe befaßt. Er hat zu sehr fundamentalen Arbeiten beigesteuert, wie und warum Aloe wirkt.

Dr. Jeffrey Bland untersuchte die Effekte von Aloe auf Verdauung und Ausscheidung. Er kam zu dem Schluß, daß Aloe die Proteinverdauung und -aufnahme verbesserte. Auch die Darmentleerung besserte sich (ohne Diarrhö), womit Darmkrebs vorgebeugt werden kann. Der Stuhl selbst war nach der Aloebehandlung normaler und hatte – im Gegensatz zu vorher bei einigen Testpersonen – niedrige Candida-Werte. Bereits nach einer siebentägigen Behandlung berichteten die Testpersonen, die Verdauungsstörungen, Kolitis und Gastritis hatten, von einem bemerkenswerten Rückgang der Symptome.

## Wirkungen von Aloe

Aloeinjektionen wirken über das zentrale Nervensystem. Aloe beeinflußt die Gehirnenzyme. Man spricht davon, daß die Aloe biogene Stimulatoren besitzt, die auf die Rezeptoren wirken, welche die organische Homöostase erhalten und die Abwehr organisieren. Aloe wirkt also als Stimulanz oder Signal für eine Genesung und Abwehr.

Die Biostimulation tritt nur bei Aloearten auf, die Aloiside enthalten (nicht bei den Curaçaoarten). Daher ist die Frage nach der Herkunft des Extraktes wichtig.

### Acemannan

Acemannan, ein Polysaccharid der Aloe, das auch als Drink oder Konzentrat der (wichtig beim Kauf) ganzen Pflanze angeboten wird, wirkt auf das Immunsystem. Acemannan wirkt stärkend, aber nicht überstärkend auf das Immunsystem. Es kommt also nicht zu Überreaktionen oder Fehlverhalten. Acemannan stimuliert stark die Tätigkeit der Makrophagen (weiße Blutkörperchen, die Bakterien, Tumorzellen usw. vernichten).

Wo etwas wirkt, winkt auch ein Geschäft. Die Carrington Laboratories, USA, arbeiten daran, diese Substanz als antivirales und immunstärkendes Mittel zugelassen zu bekommen.

Bereits Hildegard von Bingen empfahl die Aloepflanze bei Gelbsucht: »Wer Gelbsucht hat, lege Aloe in kaltes Wasser und trinke jenes morgens und wenn er schlafen geht. Er mache das dreimal oder viermal, und er wird geheilt.«

An anderer Stelle lindert sie Migräne mit Aloemischpulver.

### Wann wende ich Aloe an?

Resultierend aus den Ergebnissen der Arbeiten vieler Personen und Institutionen kann Aloe als Injektion, Saft oder Extrakt bei folgenden Krankheiten angewendet werden:

- Addisonsche Krankheit
- AIDS (begleitende Therapie)
- Allergien, allergische Reaktionen
- Allgemeinbefinden, schlechtes
- Alterserscheinungen, schwächende
- Anämie
- Arteriosklerose
- Arthritis
- Asthma
- Atrophie (Sehnerv)
- Augenlidrandentzündung
- Bindehautentzündung
- Bluthochdruck
- Diabetes

- Entzündungen
- Gastritis
- Geschwüre
- Grauer Star
- Grüner Star
- Herpes simplex, Herpes zoster
- Hirnhautentzündung
- Hornhautentzündung (Auge)
- Immunschwäche
- Kehlkopfkrebs
- Kehlkopftuberkulose
- Krampfadern
- Krebs (begleitende Therapie)
- Kurzsichtigkeit
- Lepra
- Magen-Darm-Trakt-Störungen
- Magengeschwür
- Menstruationskrämpfe
- Menstruationsstörungen
- Müdigkeitssyndrom, chronisches
- Multiple Sklerose
- Nervenentzündungen
- Nesselsucht
- Netzhautentzündung
- Parasiten
- Pilzinfektion (Candida)
- Prellungen
- Rückenmarkentzündung
- Schlaflosigkeit
- Strahlenschäden
- Übelkeit
- Vaginitis
- Verdauungsstörungen
- Vergiftungen
- Verstauchungen
- Verstopfung
- Virusinfektionen
- Warzen
- Wasserstau
- Zwölffingerdarmgeschwür

Die Behandlung mit Aloe in den vorgenannten Fällen erfordert natürlich, daß dem Behandelnden Dosierungen und Anwendung bekannt bzw. eine therapeutische Befähigung (und Zulassung) vorhanden sind. Dies gilt insbesondere für Injektionen. Es empfiehlt sich also nicht, in diesen Fällen als Laie im Alleingang »draufloszutherapieren«.

## Innere Anwendung

Das Trinken des Saftes oder die Einnahme von Tabletten als Nahrungsmittelergänzung, Prophylaxe oder begleitende

Maßnahme ist bedenkenlos. Denn: Ein Vorteil der Aloe ist, daß sie hypoallergen ist (also ungewöhnlich selten allergische Reaktionen hervorruft) und keinerlei toxische Nebenwirkungen zeigt, auch nicht bei hohen Dosierungen.

Im Gegensatz zur früher üblichen Gewinnung nur des Gels (oder Fleisch des Blattes) wird heute durch moderne Herstellungsverfahren oft die ganze Pflanze verarbeitet. Diese in den USA entwickelte Methode bescherte dort das Produkt »Whole Leaf Aloe Vera«. Dieses zeichnet sich durch vielfältig heilsame Wirkungen auf Organe und Systeme des Menschen auf.

### Produkte mit Aloe vera

- Aloegel
- Aloeöl
- Aloehautschutzcreme
- Aloereinigungscreme
- Aloeemulsion
- Aloekörperlotion
- Aloeinjektionslösung (1 % Urtinktur, 99 % Wasser, Potenz D2. Aloe ist in hohen Verdünnungen stark wirksam!)
- Aloepreßsaft
- Aloepreßsaft mit Eisen
- Aloesirup mit Eisen
- Aloetabletten (als Abführmittel)
- Aloedrink

Der in den USA und Europa erhältliche Aloedrink ist nicht kontrollierbar und kann aus lediglich 10 % Aloe und 90 % Wasser bestehen. Seine Wirkungen sind zweifelhaft. Achten Sie auf die Bezeichnung »Whole-Leaf-Aloe«-Drink oder -Konzentrat, denn diese Produkte sind wirksamer. Sie enthalten Enzyme und Polysaccharide. Sinnvoll ist wohl auch, auf Gewinnung aus organischem Anbau zu achten. Beachten

Sie auch Konservierungshinweise. Wenn kein Hinweis erfolgt, dann könnte das Getränk bereits beim Händler verdor-
ben sein, da der Saft schnell Schimmel bildet. Gute Konservierungsmittel sind Benzoin, Ascorbin, Potassium.

*Bezugsquellennachweis für Aloeprodukte*

Bioherba, Bergland Pharma GmbH, Postfach 11 32, Alpen-
straße 15, D-87751 Heimertingen, Tel. 0 83 35-98 21 01,
Fax 98 21 49
Primavera GmbH, Am Fichtenholz 5, D-87477 Sulzberg,
Tel. 0 83 76-80 80, Fax 8 08 39
Kolb Versand, Arndtstr. 5, D-10965 Berlin,
Tel. 0 30-6 93 93 34, Fax 6 91 27 38
Keimling Naturkost, Bahnhofstr. 51, D-21614 Buxtehude,
Tel. 0 41 61-5 20 01, Fax 5 31 84
Wrage Versandservice Hamburg, Schlüterstr. 4,
D-20146 Hamburg, Tel. 0 40-45 52 40, Fax 44 24 69

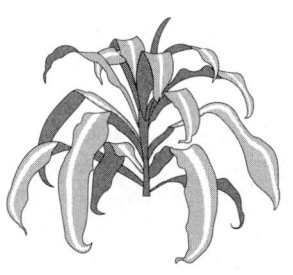

# 11. Schwarzkümmel:

# Wertvoller Helfer für das gestörte Immun-

# system, Allergien und andere Disharmonien

*Erich Keller*

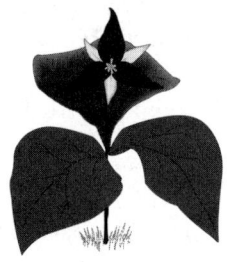

**Eine alte Pflanze wird wiederentdeckt.**

Der Schwarzkümmel – Nigella sativa – ist zwar nicht dem hier heimischen Kümmel – Nigella damascena oder Nigella arvensis – verwandt, doch wurde ihm der ähnliche Name wegen des gleichartigen Aussehens seiner Samenkörner gegeben. Die Heimat des Schwarzkümmels sind Asien und der Orient, wo er als Gewürz und Heilmittel eine lange, fast 3000jährige Tradition hat. Schon den Pharaonen wurde Schwarzkümmelöl für die Reise ins Jenseits in die Grabkammern gelegt. In Indien wurde der Same wegen seiner tonisierenden, stimulierenden und stimmungserhellenden Wirkung geschätzt. In vielen Ländern des Orients wurde der Same zum Würzen von Speisen und Brot eingesetzt. Im alten Ägypten nahm man den Samen gegen Blähungen und Bauchschmerzen, wenn das Essen allzu fett und ausgiebig war. Und am königlichen Hof pflegten sich die hochgestellten Damen mit dem Öl. Aus dem Orient und Indien ist auch die traditionelle Anwendung von Samen und Öl zur Stimulation von Stoffwechsel und Sekretion bekannt.

Schwarzkümmel gibt es in verschiedensten Varianten, wobei nicht alle Pflanzen für Heilzwecke nützlich sind. Der ägyptische und türkische Schwarzkümmel eignet sich für Heilanwendungen am besten, was durch Untersuchungen der Inhaltsstoffe bestimmt wird. Möglicherweise deshalb, weil er dort ideale Wachstumsbedingungen vorfindet, denn er liebt warme, sonnige Gegenden. Die Nachfrage nach Schwarzkümmelöl hat drastisch zugenommen, seit in den USA und Europa durch Untersuchungen in anerkannten Instituten verschiedenste äußerst positive Wirkungen des Öles und Samens nachgewiesen werden konnten. Der Westen brauchte wieder erst einmal den wissenschaftlichen Beweis dessen, was der Osten seit Jahrtausenden durch Erfahrung wußte.

Schwarzkümmel ist eine einjährige Pflanze, die zwischen 30 und 60 Zentimeter hoch wird und zu den Hahnenfußgewächsen gehört. Sie braucht Wärme und Sonne und kann in unseren Breiten nur als Zierpflanze genutzt werden. Ihre Wirkung ist mit der in Asien und dem Orient wachsenden Pflanze nicht vergleichbar. Ihre Blätter sind leicht behaart, grünglänzend, die Blüten weißlich mit grünlicher oder bläulicher Spitze. Worauf es bei der Pflanze für den Menschen ankommt, sind die mohnähnlichen Kapseln, die nach der Blüte gebildet werden.

Sie enthalten den wertvollen schwarzen Samen, der der Pflanze ihren Namen gab. Der Same kann getrocknet als Würzmittel genommen werden, wie es in vielen orientalischen Ländern und Indien Tradition ist; er wird beim Backen und Kochen eingesetzt und verleiht den Broten und Speisen einen aromatischen, anisartigen, leicht bitteren Geschmack bzw. Duft. Der Same enthält natürlich alles das, was im weitesten über das pflanzliche Öl und ätherische Öl des Schwarzkümmels gesagt wird, jedoch müßte man schon eine sehr große Menge des Samens essen, um eine Heilwirkung zu erzielen. Das dürfte schwerlich möglich sein, denn sein Geschmack ist bitter-herb und leicht pfeffrig.

Aufgrund der positiven Erfahrungen mit Schwarzkümmel einerseits, aber der Unmöglichkeit des Essens großer Mengen des Samens andererseits ist man dazu übergegangen, die Kapseln vor Sonnenaufgang, wenn sie noch keinen Tau aufgenommen haben, zu ernten, anschließend zu dreschen und die Samen in einer Ölmühle auszupressen. So entsteht das kaltgepreßte Schwarzkümmelöl. Einige Hersteller destillieren neuerdings den Samen, und dadurch wird das ätherische Schwarzkümmelöl gewonnen.

Das Schwarzkümmelöl enthält eine breite Palette von Wirkstoffen, die die Pflanze eigentlich für ihr Überleben, ihre Fortpflanzung und entsprechend den Boden- und Klimaverhältnissen gebildet hat. Daß sie damit einmal dem Menschen einen großen Dienst erweisen könnte, hatte sie wohl nicht geplant. Dennoch, heute sehen die Wirkstoffe des Schwarzkümmels, der neu entdeckten Heilpflanze, wie folgt aus:

| Wirkstoffkombination des Schwarzkümmel: | | | |
|---|---|---|---|
| Alpha-Pinen | Arte- | Thymol | Myristinsäure |
| Beta-Pinen | misiaketon | Carvacrol | Palmitinol- |
| Sabinen | Sabinen- | Thymohy- | säure |
| Limonin | hydrate | drochinon | Behensäure |
| 18 Cineol | Linalool | Stearinsäure | Sonstige |
| Alpha-Ter- | Beta-Thujon | Arachidon- | |
| pinen | Bornylazetat | säure | |
| P-Cymen | Borneol | Palmitinsäure | |
| | Carvon | | |

Das fette (pflanzliche) Schwarzkümmelöl wird, wie bereits gesagt, aus den Samen durch Kaltpressung gewonnen. Es enthält 50–60 Prozent Linolsäure und 20–30 Prozent Ölsäure. Diese ungesättigten essentiellen Fettsäuren, die der Körper nicht selbst bilden kann, sind der bedeutsamste Bestandteil des fetten Schwarzkümmelöles und sind eine wertvolle Nahrungsergänzung. Angesehene Krebsforschungsinstitute in den USA konnten nachweisen, daß es die Produktion verschiedener Abwehrzellen des Immunsystems sowie des Botenstoffes Interferon anregt und die Knochenmarkzellen stimuliert. Durch diese Wirkungen kann Schwarzkümmel sogar die Tumorbildung hemmen und Krebszellen zerstören. Das Öl hat eine unterstützende Wirkung bei Abwehrschwäche. Erfahrungsberichte belegen, daß Schwarzkümmel eine überschießende Reaktion des Immunsystems reguliert. Gleichzeitig wirkt Schwarzkümmel ausgezeichnet bei allergischen Reaktionen – von allergischem Asthma bis Neurodermitis und Stauballergien. Prostaglandin E1 hemmt in diesem Fall die Freisetzung allergieauslösender Botenstoffe des Körpers. Schwarzkümmel unterstützt überdies den Stoffwechsel. Durch die blutzuckersenkende und verdauungsfördernde Wirkung des Schwarzkümmels kann das Öl bei Diabetes mellitus und allergieverursachter Diabetes erfolgreich genommen werden.

Im Orient wußte man, was bei »erektiler Dysfunktion«, der medizinischen Umschreibung von Impotenz, gut war. Neben den zahlreichen Hausmitteln wie Ginseng, Schlangen, Tierhoden etc. gilt auch Schwarzkümmel als ein Stärkungsmittel für die männliche Libido. Es wirkt stimmungserhellend, denn eine positive Laune ist die Grundvoraussetzung. Es wirkt auch gefäßerweiternd und damit kreislauffördernd, also bewegt sich wieder etwas. Zudem wird durch Einnahme von Schwarzkümmelöl das männliche Sexualhormon verstärkt ausgeschüttet und die Sekretion angeregt.

Äußerlich kommt Schwarzkümmelöl eine Bedeutung bei problematischer Haut, allergischen Hautstörungen, Akne und Hauterkrankungen zu, was es zu einem wertvollen Pflegeöl macht.

## Das ätherische Öl

Das ätherische Öl des Schwarzkümmels, das durch Destillation der Samen gewonnen wird und erst neuerlich erhältlich ist, zeichnet sich durch seinen Bestandteil Nigelon Semohiprepinon aus. Diese Substanz wirkt besonders schnell durch Inhalation und Einreibung auf die Atemwege, anzuwenden bei Bronchialasthma und Keuchhusten. Nigelon hemmt die Histamin-Ausschüttung des Körpers und kann für Allergiker eine natürliche Alternative zu den chemischen, harten Mitteln bedeuten, wie eine indische Studie zeigt.

Nigelon wirkt krampflösend und wärmend, daher kann das ätherische Öl durch verschiedene aromatherapeutische Maßnahmen (siehe später, Anwendungsmöglichkeiten) bei Krämpfen und Kältezuständen eingesetzt werden.

Das ätherische Öl wirkt klärend und tonisierend auf die Haut, sein Duft anregend, stimmungserhellend und konzentrationsfördernd.

Beim Begriff ätherisches Öl sind wir beim Naturheilverfahren Aromatherapie, das sich zunehmend mehr Freunde gemacht hat. Ein destilliertes ätherisches Öl unterscheidet sich vom fetten, pflanzlichen Öl dadurch, daß es nur die wasserlöslichen Bestandteile des Duftstoffes einer Pflanze enthält, jedoch keine Vitamine, Fette oder Öle. Das ätherische Öl ist nicht wasserlöslich und löst sich in Verbindung mit Sauerstoff schnell auf. Seine Wirkung bei den verschiedenen Anwendungsmethoden ist aber nicht nur körperlich, wie bei den fetten Ölen, sondern hier findet eine ganzheitliche Wirkung durch die gemeinsame Wirkung von Körper, Geist und Psyche statt. Über den Riechsinn kann der Duft eine mentale, eine emotionale und eine seelische Harmonisierung erzielen, was vereinfacht dargestellt durch Hormon- und Neurotransmitterausschüttung sowie durch einen Einfluß auf das vegetative Nervensystem geschieht.

### Merkmale

Echtes Schwarzkümmelöl, sowohl das ätherische wie das fette, haben eine goldgelbe Farbe. Sie duften anisartig, würzig, aromatisch. Das dünnflüssige, ätherische Öl duftet wesentlich intensiver als das fette Öl und wird nur in kleiner Menge (2 ml= 40 Tropfen) angeboten. Das fette Schwarzkümmelöl kann mindestens 1 Jahr, das ätherische Schwarzkümmelöl mindestens 2 Jahre aufbewahrt werden. Samen kann man üblicherweise in türkischen oder asiatischen Lebensmittelläden finden.

### Reaktionszeit

Allgemein wird nach bereits wenigen Tagen von einer spürbaren Verbesserung berichtet. Die Wirkungen des ätherischen Öles im mentalen und psychischen Bereich erfolgen unmittelbar nach Wahrnehmung des Duftes. Nach Untersuchungen wirkt Nigelon im ätherischen Öl nach einigen Tagen als Histaminblocker.

### Nebenwirkungen

Es sind keine schädigenden Nebenwirkungen bekannt. Beim Essen einer großen Menge Samens (1/2 TL) kann es zu einer kurzfristigen leichten Reizung der Schleimhäute des Mundes und Halses kommen, der Mund fühlt sich pelzig an. Der Samen, schon aufgrund seines pfeffrigen Aromas, ist eher zum Backen und Kochen geeignet denn für Stärkung und Harmonisierung des Körpers. Bei Beginn der Einnahme des fetten Öles als Lebensmittelergänzung kann es zu gelegentlichem Aufstoßen kommen, was nach einer kurzen Phase der Angewöhnung verschwindet.

### Kinder

Schwarzkümmel kann auch für Kinder in den nachfolgend beschriebenen Dosierungen angewendet werden.

### Tiere

Auch Tiere können mit Schwarzkümmel behandelt werden mit den nachfolgend beschriebenen Methoden und Dosierungen.

### Anwendungsdauer

Eine zeitliche Einschränkung der Anwendung besteht nicht, da sowohl das fette wie auch das ätherische Öl nichttoxisch sind. Das fette Schwarzkümmelöl sollte für eine gründliche Regulation oder Stärkung des Immunsystems und als begleitende bzw. vorsorgliche Maßnahme bei Krebs über mehrere Monate konsequent eingenommen werden.

### Anwendungsbeschränkungen

Das ätherische Öl ist leicht hautreizend und kann nur verdünnt angewendet werden.

### Qualität und Reinheit

Beim Kauf von Schwarzkümmelsamen ist darauf zu achten, daß es auch einen nichtverträglichen Samen gibt, von dem weder fettes noch ätherisches Öl gewonnen wird. Auch beim fetten und ätherischen Öl vergewissern Sie sich, reine und kontrollierte Ware zu erhalten. Meiden Sie Billigangebote!

## Schwarzkümmel wirkt

- bei Schwächung und Störungen des Immunsystems
- bei allergischen Erkrankungen
- bei Infektionen
- bei Diabetes mellitus
- bei Tumoren/Krebs
- bei Hautproblemen

## Alle Eigenschaften auf einen Blick

- antiallergisch
- blähungswidrig
- diuretisch
- entzündungshemmend
- gefäßerweiternd
- hautheilend
- hautpflegend
- immunregulierend
- immunstabilisierend
- juckreizlindernd
- konzentrationsfördernd (ätherisches Öl)
- krampflösend (besonders stark: ätherisches Öl)
- kreislaufanregend
- mental stärkend (ätherisches Öl)
- milchflußfördernd
- potenzsteigernd
- schmerzlindernd
- stimmungserhellend (vor allem ätherisches Öl)
- stoffwechselanregend
- tonisierend
- tumorhemmend
- verdauungsfördernd
- wärmend

## Anwendungen des Schwarzkümmels

(bitte anschließende Dosierungen für fettes und ätherisches Öl beachten!)
- *Akne:* Einnahme fettes Öl – fettes oder ätherisches Gesichtsöl – Gesichtsdampfbad mit fettem und/oder ätherischem Öl
- *Allergien:* Einnahme fettes Öl – regelmäßige Bäder in fettem oder ätherischem Öl – Körper- und Gesichtsöle
- *Asthma bronchiale:* Einnahme fettes Öl – Inhalation fettes und/oder ätherisches Öl 2 x täglich mittags und abends
- *Bindegewebsschwäche:* Einnahme fettes Öl – Körperöl – Massage
- *Blähungen:* Einnahme fettes Öl
- *Bronchitis:* Einnahme fettes Öl – Einreibung fettes und/oder ätherisches Öl
- *Darmpilz* (Candida u.a.): Einnahme fettes Öl mit gleichzeitiger Ernährungsumstellung

- *Darmschmerzen:* Einnahme fettes Öl – Kompressen mit ätherischem Öl
- *Desinfektion Raumluft, Geräte:* ätherisches Öl in Duftlampe, Zerstäuber, im Wasch- und Putzwasser
- *Diabetes:* Einnahme fettes Öl (Blutzuckerwerte ständig überprüfen)
- *Ekzem:* Körper-/Gesichtsöl
- *Erschöpfung, körperliche, vegetative:* Einnahme fettes Öl – Bäder in fettem oder ätherischem Öl – Massage
- *Erschöpfung, mentale:* Duftlampe mit ätherischem Öl – Inhalation
- *Gelenkschmerzen:* Einreibung mit erwärmtem fettem und/oder ätherischem Öl
- *Haarprobleme:* Haarkur mit fettem Öl
- *Hautpilz:* Körper-/Gesichtsöl – Haarkur – Bad in fettem oder ätherischem Öl
- *Heuschnupfen:* Einnahme fettes Öl und Inhalation
- *Husten:* Einnahme fettes Öl und Inhalation mit fettem und/oder ätherischem Öl
- *Immunschwäche:* Einnahme fettes Öl – regelmäßige Bäder in fettem oder ätherischem Öl – Massage
- *Impotenz:* Einnahme fettes Öl – regelmäßige Sitzbäder in fettem oder ätherischem Öl – Massage – Einreibung mit fettem Öl
- *Konzentrationsschwäche:* Duftlampe mit ätherischem Öl
- *Kreislaufschwäche:* Einnahme fettes Öl – regelmäßige Bäder in fettem oder ätherischem Öl – Massage
- *Lungenentzündung:* Einnahme fettes Öl – Inhalation mit fettem und/oder ätherischem Öl
- *Magenschmerzen:* Einnahme fettes Öl – heiße Kompresse mit fettem Öl
- *Menstruationsschmerzen:* heiße Kompresse mit fettem und ätherischem Öl – Einnahme fettes Öl
- *Neurodermitis:* regelmäßige Bäder in fettem und/oder ätherischem Öl – Einnahme fettes Öl – Körperöl

- *Ohrenschmerzen:* Ohr und Umgebung mit warmem Schwarzkümmelöl einreiben
- *Parasiten, Würmer:* Einnahme fettes Öl
- *Problemhaut:* Gesichtsöl
- *Psoriasis,* siehe Schuppenflechte
- *rauhe Haut:* Körper-/Gesichtsöl – regelmäßige Bäder in fettem oder ätherischem Öl
- *Schlafstörung:* Schwarzkümmeltee (aus dem Samen) morgens und abends trinken – Massage am Abend
- *Schnupfen:* Einnahme fettes Öl – Inhalation mit fettem und/oder ätherischem Öl
- *Schuppenflechte:* Einnahme fettes Öl – Körperöl – regelmäßige Bäder in fettem Öl
- *Schwächezustände:* Einnahme fettes Öl – regelmäßige Bäder in fettem oder ätherischem Öl – Massage
- *Verwirrung:* Duftlampe mit ätherischem Öl
- *Sinusitis, Nebenhöhlenentzündung:* Inhalation mit fettem und/oder ätherischem Öl
- *Unfruchtbarkeit:* Einnahme fettes Öl
- *Vaginalinfektion:* Sitzbad – Waschung mit hochverdünntem ätherischen Öl (5 Tropfen auf 2 l Wasser) – Aromatampon
- *Wunden:* fettes Schwarzkümmelöl auftragen
- *Zahnschmerzen:* 1–2 Tropfen Öl einreiben, auch im Mundbereich

## Anwendung und Dosierung – fettes Schwarzkümmelöl

- *Gesichts-/Körperöl, Einreibung:* fettes Öl mit Oliven-, Sesam-, Hanf-, Jojobaöl im Verhältnis 1:1
- *Inhalation:* ½ EL fettes Öl auf 1 L heißes Wasser
- *Gesichtsdampfbad:* ½ EL fettes Öl auf 1 L heißes Wasser
- *Einnahme:* fettes Öl 2–3 x täglich je ½ TL
- *Bad:* ½ EL fettes Öl in die Wanne geben, gut verrühren

- *Massage:* fettes Öl mit Oliven- oder Macadamianußöl im Verhältnis 1:1
- *Haarkur:* 1 EL fettes Öl + 1–2 EL Olivenöl anwärmen, gut einmassieren, mindestens 30 Minuten einwirken lassen, auswaschen
- *Tampon:* ¼ TL fettes Öl auf einen Tampon, mehrfach täglich erneuern

### Anwendung und Dosierung – ätherisches Schwarzkümmelöl

- *Duftlampe:* 4–6 Tropfen ätherisches Öl (nicht fortgesetzt anwenden)
- *Bad:* 5–8 Tropfen ätherisches Öl mit einem Emulgator wie 1 EL Honig oder Sahne verrührt in die volle Wanne geben
- *Sitzbad:* wie Bad
- *Massage:* 15–20 Tropfen ätherisches Öl auf 100 ml Pflanzenöl/Lotion, vorzugsweise Oliven-, Hanf-, Jojoba- oder sehr geschmeidig machendes Macadamianußöl
- *Kompresse:* 8 Tropfen auf 1 L heißes oder kaltes Wasser. Kaltes Wasser bei Prellungen, Verstauchungen, heißes Wasser bei Krämpfen.
- *Inhalation:* 5 Tropfen ätherisches Öl auf 1 L heißes Wasser
- *Aromatampon:* 10 Tropfen ätherisches Schwarzkümmelöl mit 30 ml Jojobaöl gut verschütteln, Tampon darin eintauchen, mehrfach täglich wechseln
- *Körperöl:* 15–20 Tropfen ätherisches Öl auf 100 ml Pflanzenöl/Lotion, vorzugsweise Oliven-, Hanf- oder Jojobaöl
- *Gesichtsöl:* 15–20 Tropfen ätherisches Öl auf 100 ml Pflanzenöl/Lotion, vorzugsweise Oliven-, Hanf-, Jojobaöl

Wer bereits einige ätherische Öle besitzt, kann mit dem ätherischen Schwarzkümmelöl verschiedenste Mischungen herstellen. So z. B. eine appetitanregende Mischung aus Kardamom, Zimt, Schwarzkümmel. Oder eine wärmende Mischung für die kalte Jahreszeit aus Orange, Grapefruit, Zimt und Schwarzkümmel. Einen stark orientalischen Charakter hat die Mischung aus Schwarzkümmel, Nelke, Zimt, Sandelholz. Vom ätherischen Schwarzkümmelöl können Sie außerdem einige Tropfen in das fette, pflanzliche Öl geben, um dieses mit dem Wirkstoff Nigelon aufzuwerten (Verhältnis 5 Tropfen ätherisches Öl : 50 ml pflanzliches Öl). Nun könnten Sie sich noch ihren Lieblingsduft dazu geben, wenn Sie die Mischung als Hautpflegemittel bei problematischer Haut, Akne oder rauher Haut anwenden. Sie können die gleichen Düfte wie vorgenannt in Ihre Hautpflege geben. Aber vielleicht spricht Sie diese Mischung für reife und problematische Haut eher an:

2 Tropfen Schwarzkümmel, 2 Tropfen Weihrauch, 4 Tropfen Sandelholz, 4 Tropfen Rose auf 50 ml Macadamianußöl. Diese Mischung macht eine geschmeidige, seidige Haut.

### Schwarzkümmel in der Küche

Wenn Sie Variationen beim Kochen und Backen lieben, haben Sie mit Schwarzkümmel eine nicht nur die Gesundheit und das Wohlbefinden fördernde Nahrungsergänzung, sondern ein delikates Würzmittel. Das fette Schwarzkümmelöl macht ihre Speisen bekömmlicher und gesünder – es wärmt und regt die Verdauung an. So können Sie mit Schwarzkümmelöl und einem anderen Pflanzenöl (Oliven-, Saflor-, Walnußöl) eine interessante Grundlage für Salatsoßen, Marinaden und fürs Braten herstellen. Auch in Gemüsegerichten, Suppen, Reis und Eintopf kann nach dem Zubereiten noch etwas Schwarzkümmelöl eingerührt werden, was die Speisen sehr schmackhaft macht. Danach sollte die Speise nicht mehr erhitzt werden.

### Einschränkungen ätherische Öle

Ätherische Öle dürfen niemals in die Augen oder unverdünnt auf die Schleimhäute geraten. Eine Einnahme unverdünnter ätherischer Öle wird nicht empfohlen.

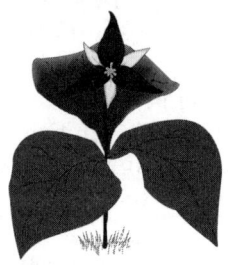

# 12. Teebaumöl:

## Die Medizin der Aborigines aus Australien

*Erich Keller*

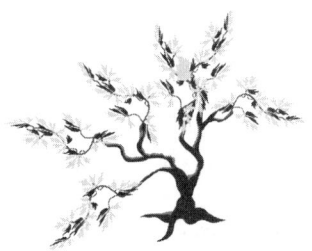

In der Region Nordsüdwales von Australien wächst der Baum *Melaleuka alternifolia*, genannt Teebaum. Die englischen Einwanderer bezeichneten ihn »Tea-Tree«. Die Einwanderer lernten von den Ureinwohnern, den Aborigines, daß man mit dem Sud der Blätter des Baumes zahlreiche äußerliche Verletzungen und Entzündungen heilen, aber auch durch das Trinken des Suds innerliche Leiden lindern kann.

Diese Erfahrungen machte sich die australische Armee im 2. Weltkrieg zunutze, indem sie Teebaumöl als Antiseptikum für Verletzungen sehr erfolgreich und zudem preiswert einsetzte. Danach wurde es erst einmal still um das Wundermittel, denn die Wissenschaft konzentrierte sich auf die Herstellung synthetischer Heilmittel.

### Wachsendes Interesse an Teebaumöl

Die zunehmende Resistenz vieler Krankheitserreger z. B. gegen Antibiotika, die zudem viele Nachteile haben, führte in den letzten Jahren zu einem gesteigerten Interesse an natürlichen Heilmitteln. So begann man sich weltweit wieder verstärkt für das ätherische Öl aus den Blättern und jungen Zweigen des Teebaumes, der bis zu 120 Jahre alt werden kann, zu interessieren.

Teebaumöl hat wie kein anderes ätherisches Öl in den letzten Jahren viele Anwender (Kliniken, Krankenhäuser, Ärzte, Verbraucher) und neue Anwendungsmöglichkeiten (Aromatherapie, Kosmetik, Haushalt) gefunden. Der Grund dafür liegt in seiner vielfältigen und starken Wirkung.

## Inhaltsstoffe

Charakteristisch für das Öl sind die bis zu 38 % im Teebaum enthaltenen Wirkstoffe Terpinen-4-ol und weniger als 5 % an Cineol neben geringen Mengen von Terpinen, Terpinenen, p-Zymenen, Terpineol, Pinen, Myrcen, Phellandren, Limonen u. a. und auch Spuren von Substanzen, die bisher nicht in der Natur gefunden wurden.

## Eigenschaften des Teebaumöls

Das dünnflüssige, frisch, würzig und leicht medizinisch duftende Teebaumöl dringt sehr gut in die Haut ein.

Es greift das Gewebe nicht an und ist annähernd pH-neutral. Das Teebaumöl verursacht ein leichtes Kältegefühl auf der Haut und auf den Schleimhäuten. Es wird sehr schnell und nahezu rückstandlos von der Haut und den Schleimhäuten aufgenommen. Und es wirkt nicht toxisch. Somit erfolgt ein Heil- oder Linderungsprozeß rasch. Das allergische Risiko gilt als sehr gering.

## Dosierung

Teebaumöl kann in geringen Mengen ( bis 10 Tropfen ) pur auf die Haut aufgetragen werden, zur Einnahme eignet sich das Teebaumhydrolat, die kurmäßige Einnahme des puren Öles unterliegt der Verschreibung durch den Arzt/Heilpraktiker.

### Preise des Teebaumöls

Es gibt keine Richtlinien für die Preisgestaltung.
Öle aus kontrolliert biologischem Anbau oder Wildwuchs sind selbstverständlich teurer als das Öl von Plantagenpflanzen. Dafür liefern sie der Meinung der Experten nach ein wirksameres Öl, das noch naturbelassener ist und mehr Wirkstoffe enthält.

### Anwendung des Teebaumöls

Es ergibt sich eine Vielfalt von Möglichkeiten, Teebaumöl und -hydrolat anzuwenden. Es kann pur auf die Haut aufgetragen werden, in Bädern, in Lotions, in Cremes, in Balsamen, in Massageölen, in Shampoos, zur Zahnpasta, mit Tampons und Binden.
Auf dem Gebiet der Luftreinigung und -desinfizierung kann Teebaum sehr hilfreich für die Gesundheit und das Wohlbefinden in Duftlampen, auf Duftsteinen, in Luftbefeuchtern etc. eingesetzt werden.
Es gibt eine Fülle von Fertigprodukten, die keine synthetischen Konservierungsmittel, Emulgatoren oder Duftstoffe enthalten, die für die verschiedensten Anwendungsmöglichkeiten geeignet sind. Bei Bedarf können diese mit einigen Tropfen Teebaum- oder auch anderen ätherischen Ölen angereichert werden und so eine verstärkte oder breitere Wirkung entfalten.

## Allgemeine Wirkungen des Teebaumöles

Es wirkt:

- keimtötend (antiseptisch)
- virentötend (antiviral)
- pilztötend (antimykotisch)
- infektionshemmend
- entzündungshemmend
- antioxidativ
- anregend auf das Immun- system
- durchblutungsfördernd
- parasitenfeindlich
- schmerzstillend
- wundheilend
- eiterlösend
- gewebsrestelösend
- hautreinigend
- hautpflegend
- haarpflegend

## Anwendungsmöglichkeiten Körper

- Abszesse im Mund: Mundspülung
- Atemwegsinfektion: Inhalation, gurgeln
- Bronchialkatarrh: Einreibung der Brust mit Teebaumbalsam, heiße Kompresse
- Eierstockzysten (Ovarialzysten): Teebaumtampon (siehe Vagina)
- Eiterungen (auflösend): 2–3 Tropfen Teebaumöl oder Teebaumtinktur auftragen.
- Erkältung: Inhalation, Luftbefeuchter und Duftlampe mit Teebaumöl
- Gerstenkorn: Gesichtsdampfbad mit 5 Tropfen Teebaumöl
- Halsschmerzen: gurgeln
- Hämatome: Teebaumöl pur mehrfach täglich direkt auf Hämatome einreiben.
- Hämorrhoiden: Sitzbad mit 10 Tropfen Teebaumöl
- Harnwegsinfektion: Sitzbad mit 10 Tropfen Teebaumöl, Teebaumöltampon, Einnahme von 3 x 20 Tropfen Teebaumhydrolat täglich mit lauwarmem Wasser
- Herpes genitalis, Herpes zoster: Sitzbad mit 15 Tropfen Teebaumöl, Teebaumöltampon

- Husten: Inhalation, Einreibung der Brust mit Teebaumölbalsam, Duftlampe
- Immunschwächung: Aromabad, Massage
- Infektionen: Abhängig von Organ und Bereich; Inhalation, Einreibung, Bad, Kompresse, Tampon und Einnahme, *keine Massage bei Infektionskrankheiten!*
- Ischias (schmerzlindernd): Körperöl, Hautlotion
- Kehlkopfentzündung: gurgeln
- Mundgeruch: Mundspülung
- Mundgeschwüre und Mundschleimhautentzündung: antiseptische Lösung zum Gurgeln aus 100 ml Teebaumhydrolat, 10 Tropfen Teebaumöl, 2 Tropfen Salbei, 5 Tropfen Minze; Geschwüre direkt mit purem Teebaumöl betupfen; Mundspülung mit Teebaummundwasser
- Muskelschmerzen: Einreibung, Massage, Aromabad
- Ohrenentzündung, Ohrenschmerzen: 1/2 Teelöffel warmes Mandelöl mit 3 Tropfen Teebaumöl mit Wattestäbchen ins Ohr geben. Entzündete Stelle mit 1–2 Tropfen Teebaumöl pur betupfen.
- Rheuma (schmerzlindernd): Körperöl
- Stirnhöhlenvereiterung: Inhalation
- Vaginalinfektion (Candida albicans, Paronychyia, Legionella, Trichomonas und Monilia): Aromatampon: 5 Tropfen Lavendel, 5 Tropfen Teebaumöl, 30 ml Johanniskrautöl (pflanzlich), 20 ml Aloe-vera-Öl oder Gel gut verschütteln; Tampon in Mischung eintauchen. 3 x täglich wechseln.
- Vaginalentzündung: Aromatampon wie bei Vaginalinfektion, jedoch 5 Tropfen Teebaumöl, 5 Tropfen Rose, 3 Tropfen Lavendel, Scheidenspülung
- Vaginalreinigung: Sitzbad, Spülung mit Teebaumhydrolat
- Verbrennungen: pures Teebaumöl mit Wattetupfer auf Wunde auftragen.
- Verstauchungen: Einreibung mit purem Teebaum- oder Körperöl, kalte Kompresse

- Wundliegen: Aromabad, Körperöl, Einreibung mit Tee-
  baumöl-Hautgel mit Aloe vera
- Zahnplaque, Zahnfleischschwund, Zahnfleischbluten:
  Teebaumzahnpasta benutzen oder 1 Tropfen bei Zahnpflege zur normalen Zahnpasta geben.
- Zahnschmerzen: schmerzende Stelle mit purem Teebaumöl einreiben.

## Anwendungsmöglichkeiten Haut und Haare

- Abszeß: Teebaumöl pur mehrfach täglich auftragen.
- Akne: Reinigung mit Teebaumhydrolat, -gesichtswasser
  oder -reinigungsmilch. Bei wenigen Stellen Teebaumöl
  pur direkt auftragen (Teebaumölpickeltupfer). Für das Gesicht empfiehlt sich ein Gesichtsöl aus 50 ml Jojobaöl mit
  25 Tropfen Teebaumöl zu mischen, das regelmäßig aufgetragen werden sollte. Jojobaöl ist ein flüssiges Wachs und
  fettet die Gesichtshaut kaum, zieht sehr gut ein. Alterna-
  tiv bietet sich die fertige Teebaumhautcreme mit Propolis
  an.
- Blasen: Teebaumöl pur auftragen.
- Dermatitis, Dermatomykosen (Tinea): Einreibungen mit
  Körperöl (50 ml Basisöl und 60 Tropfen Teebaumöl) oder
  Teebaumölhautlotion; regelmäßige Aromabäder.
- Ekzeme: trockene Ekzeme mit Lotion (Mischung: 200 ml
  fertige Teebaumlotion und 60 Tropfen Teebaumöl) oder
  Teebaumbalsam bestreichen.
- Furunkel: Teebaumöl pur mit Wattebausch auftragen.
- Fußnagelpilz: Bedarf einer langfristigen, regelmäßigen
  Behandlung. Morgens und abends Bereich des befallenen
  Nagels mit Teebaumöl pur großzügig einreiben. Zusätzli-
  che Maßnahmen: Fußbäder mit 6–8 Tropfen Teebaumöl
  und Teebaumfußspray
- Fußpilz (Tinea): Bedarf einer langfristigen und regelmäßi-
  gen Behandlung. In den ersten zwei Wochen morgens

und abends die gereinigten Füße mit Teebaumöl pur einreiben.

Ab 3. Woche 3 x täglich Teebaumfußspray. Ergänzend: abendliches Fußbad mit 6–8 Tropfen Teebaumöl. Fußpilz kann eine Folge umfangreicher Verpilzung des Körpers sein, so daß eine gründliche Kontrolle der Haut und des Darmes angezeigt ist. Gegebenenfalls müssen auch die Haut und der Darm behandelt werden.

- Geschwüre: Teebaumöl pur auftragen.
- Haarausfall: Haarwäsche mit Teebaumshampoo. Haarwasser nach der Haarwäsche einreiben (Mischung: 200 ml Wasser und 40 Tropfen Teebaumöl, gut verschüttelt). Nicht auswaschen, Haarkur mit 3–5 EL Jojobaöl und 20 Tropfen Teebaumöl, 30–60 Minuten einwirken lassen, dann gründlich mit Teebaumshampoo waschen.
- Haarpflege, Spliß: Teebaumshampoo, Kuren mit Jojobaöl und Teebaumöl (siehe Haarausfall)
- Hautspannkraft, mangelnde: Teebaumcreme
- Hautabschürfungen: zunächst mit Teebaumöl pur auf einem Wattebausch behandeln und danach mit Teebaumbalsam pflegen.
- Hautausschlag: Teebaumhautlotion, ergänzend Aromabad mit 6–8 Tropfen Teebaumöl
- Hautpilz: Kopfhaut: Teebaumshampoo, ergänzend Haarwasser mit Teebaumöl und, wichtig, Haarkuren mit 100 ml Jojobaöl und 40 Tropfen Teebaumöl, einmassieren, 30 bis 60 Minuten einwirken lassen, auswaschen. Körper: bei lokalem Auftreten die Stellen mit Teebaumöl pur bestreichen, ergänzend Teebaumhautlotion benutzen.
- Hautreinigung: Teebaumgesichtswasser oder -reinigungsmilch, Aromabad
- Herpes simplex: 3 x täglich 2–3 Tropfen Teebaumöl pur auftragen.
- Hornhaut: Teebaumöl pur auftragen, ergänzend Teebaum-hautlotion auftragen.
- Hühneraugen: Teebaumöl pur auftragen.

- Insektenstiche: Teebaumöl pur auftragen.
- Juckreiz: Aromabad; lokaler Juckreiz: Teebaumöl pur auftragen; Kopfhaut: Teebaumshampoo
- Krätze: Aromabad. Körperöl aus 100 ml Mandelöl und 60 Tropfen Teebaum, ergänzend Wäsche mit Teebaumöl (Hauptwaschgang 20 Tropfen) waschen.
- Lippenpflege bei trockenen, spröden, rissigen Lippen: Teebaumlippenstift
- Nagelbettentzündung: Teebaumöl pur, regelmäßig (nach jedem Waschen) auftragen.
- Nagelbettinfektion (Paronychie): morgens und abends Teebaumöl pur einreiben oder mittels Wattebausch betupfen. Diese Behandlung braucht Geduld.
- Nagelgeschwür: regelmäßig über einige Tage Teebaumöl pur auftragen.
  Beim Abklingen mit einer Mischung aus 50 ml Mandelöl und 40 Tropfen Teebaumöl weiterbehandeln.
- Pickel: siehe Akne
- Psoriasis (Schuppenflechte): regelmäßiges Einreiben mit Teebaumhautgel mit Aloe vera
- Schnittwunden: Teebaumöl pur auftragen.
- Schuppen: Teebaumshampoo. Ergänzend Haarkuren (siehe Hautpilz)
- Sonnenbrand: Aromabad mit 6–8 Tropfen Teebaumöl; Teebaumhautgel mit Aloe vera
- Spröde Haut: Teebaumhautlotion oder -körperöl
- Sprödes, trockenes Haar: Teebaumshampoo und Haarkuren anwenden.
- Windeldermatitis: 10 Tropfen Teebaumöl in 30 Gramm Echinacinsalbe gut verrühren. 3 x täglich oder bei jedem Wickeln auftragen. Wäsche mit Teebaumöl kochen. Bei Mehrfachwindeln unbedingt erforderlich!
- Zeckenbisse: Teebaumöl pur auftragen.

## Anwendungsmöglichkeiten für Tiere

- Allergien: Teebaumöl pur in das Fell einreiben, danach bürsten; Teebaumshampoo
- Biß, Schnittverletzungen: mit Teebaumöl pur behandeln.
- Ekzeme/Fleckenekzeme: Teebaumöl pur auftragen und einreiben.
- Flöhe: siehe Allergien
- Insektenschutz: Teebaumöl hat bei Tieren zu einem guten Insektenschutz geführt, wenn das Fell mit einer Mischung von 200 ml Mandelöl und 10 ml Teebaumöl eingerieben wird.
- Juckreiz: siehe Allergien
- Ohrmilben: Teebaumöl pur mit einem Wattestäbchen in das Ohr geben und die Außenseiten des Ohres mit 1–2 EL Mandelöl und 10 TL Teebaumöl einreiben.
- Pilzerkrankung: Teebaumöl pur auf befallende Stellen einreiben.
- Zeckenbisse: Teebaumöl pur nach Entfernen der Zecke auftragen.

## Anwendungsmöglichkeiten im Haushalt

- Duftlampe: abhängig von der Raumgröße, bis 20 m$^2$ 6–8 Tropfen
- Haushaltsdesinfektion und Luftreinigung: Teebaumöl kann als Zusatz in der Waschmaschine, im Putzwasser, beim Reinigen der Abtropfwannen der Spüle, in Spülmaschinen, bei der Teppichreinigung und der Luftreinigung eingesetzt werden.
Diese Maßnahmen können auch bei Infektionskrankheiten sehr wirksam sein.
- Infektionskrankheiten: Bei Infektionskrankheiten kann Teebaumöl in Duftlampen, Duftsteinen und Luftbefeuchtern zur Desinfizierung der Raumluft genutzt werden.

- Schimmelpilz: Feuchte Wände oder Böden sind die Nährböden für Schimmelpilz, der – auch wenn Sie ihn nicht sehen oder riechen – die Ursache starker gesundheitlicher Belastungen sein kann.
  Wände und Böden können mit einer Mischung aus 5 Litern Wasser und 10 ml Teebaumöl gereinigt werden. Anwendungsdosierungen: Basisöle können Jojobaöl, Aloevera-Öl, Mandelöl und Johanniskrautöl sein.

### Teebaumöl zur Gesundheitspflege

- Aromabad: 6–10 Tropfen mit Emulgator. Emulgatoren: Honig, Sahne, Milch, Flüssigseife
- Dampfinhalation: 4–6 Tropfen auf 2 Liter Wasser
- Gesichts-/Körperöl, Massage: Hautpflege/-reinigung 5 bis 10 Tropfen auf 20–30 ml Basisöl.
  Heilanwendungen (Organe, Gewebe, Haut) 20–40 Tropfen auf 20–30 ml Basisöl
- Haarkur: 50 ml Basisöl mit 20 Tropfen Teebaumöl verschütteln
- Haarwasser: 200 ml Wasser und 40 Tropfen Teebaumöl, gut verschüttelt
- Kompresse/Wickel: 6–10 Tropfen auf 2 Liter Wasser
- Mundspülung und Gurgellösung: 2–3 Tropfen auf 1 Tasse Wasser
- Trockeninhalation: 2–3 Tropfen auf Tuch

### Seminare, Schulungen

Der Autor führt Vorträge und Seminare über die Anwendung und Nutzung ätherischer Öle und Aromatherapie im gesamten deutschsprachigen Raum durch. Die Kontaktadresse lautet: Erich Keller, Enterbruck 1, 82296 Schöngeising, Tel. 0 81 41-1 84 36 Fax 0 81 41-1 84 20

*Herstellernachweis für Teebaumöle und Fertigprodukte:*

Bioherba, Primavera, Wrage Versandservice; siehe Anhang bei Aloe
Neumond GmbH, Mühlfelder Str. 70,
D-82211 Herrsching, Tel. 0 81 52-88 00, Fax 55 76

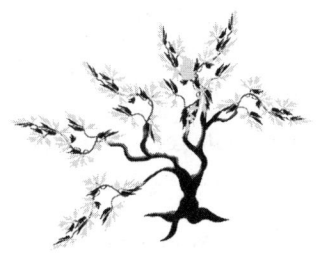

# Anhang

## Gesundheitstage

Im Frühjahr und im Herbst finden abwechselnd in Deutschland und in Österreich sowie der Schweiz »Gesundheitstage« statt. Wichtige Grundlagen und aktuelle Themen zu Gesundheit, Vorsorge, Vorbeugung und Heilung kommen in Vorträgen, Workshops und Intensivseminaren zur Sprache. Referenten sind international anerkannte Fachleute aus Naturheilkunde und wissenschaftlicher Medizin. Weitere Informationen bzw. Programmhefte für den nächsten Termin erhalten Sie von der

Stiftung Harmonie für Mensch und Welt
c/o Congress Plus GmbH, Haltingerstraße 104,
CH-4057 Basel, Schweiz;
Tel. CH (0 61) 6 83-13 80, Fax 6 83-13 83

## Zu den Autoren

### Melatonin

Dr. Barbara Fritsche ist Apothekerin und arbeitet derzeit für die Organisation der Apotheken der Wiener Krankenhäuser.

### Arnika, Magnesium phos., Bach-Notfalltropfen

Ingrid Kraaz von Rohr, N. D., ist Heilpraktikerin und Doctor of Naturpathy, eine erfahrene Homöopathin, Farbpsychologin, holistische Heilpraktikerin und mediale Heilerin. Als Gründerin und Studiendirektorin der Internationalen Akademie für Natürliche Komplementär-Medizin hat sie verschiedene Methoden der Naturheilkunde zusammengeführt.

### Ginkgo biloba, Enzyme

Dr. Robert Hofmann ist Naturarzt, Heilpraktiker und Anthropologe. Er arbeitet auch als Feng-Shui-Berater und hält zu diesem und zu naturheilkundlichen Themen Vorträge und Seminare. Seine Praxis hat er in der Nähe von München.

### Kahuna-Mittel, Steinöl

Suzan H. Wiegel ist Heilpraktikerin und Psychotherapeutin und von den Kahunas ausdrücklich autorisiert, deren Wissen und den Aloha-Spirit in Europa weiterzugeben und zu verbreiten. Sie ist auch autorisierte Aura-Soma-Lehrerin und Gesprächstherapeutin.

## Aloe vera, Teebaumöl, Schwarzkümmel

Erich Keller ist Aromatherapeut, Firmenberater, Seminarleiter und Fachbuchautor. Er bildet Laien und Fachleute auf dem Bereich der Aromatherapie aus, in Deutschland, Österreich und der Schweiz.

## Niem

Wulfing von Rohr ist Sachbuchautor, Fernsehjournalist und Seminarleiter. Er hat als Koautor 25 Bücher zu Themen aus der Naturheilkunde geschrieben und beschäftigt sich in seinen eigenen Büchern mit geistigen Fragen.

## Weitere Titel der ECON-Reihe Esoterik & Leben

**Paul Sneddon**
Das neue I-Ging *TB 19000-8*

**Wulfing von Rohr/Gayan S. Winter**
Zauber des Tarot *TB 19001-6*

**Pearl**
Die Engel sprechen zu dir *TB 19002-4*

**Ursula von Rohr**
Edelsteine für Frauen *TB 19003-2*

**Iris Bleeck**
Botschaften der Seele *TB 19004-0*

**Albert Padval**
Düfte und Aromatherapie *TB 19005-9*

**John Starr**
Die Bedeutung deiner Hand *TB 19006-7*

**Wulfing von Rohr**
Karma und Reinkarnation *TB 19007-5*

**Petra Kandelsberger/Annemarie Claucig**
Bachblüten *TB 19008-3*

**Daniel Jacobs**
Das Geheimnis der Zahlen *TB 19009-1*

**Azlan White/Wulfing von Rohr**
Mondkraft *TB 19010-5*

**Ursula und Wulfing von Rohr**
Meditation *TB 19011-3*

**Kirsten M. Lagatree**
Feng Shui *TB 19014-8*

**Dazze Kammerl**
Die Kräfte der Kräuter und Gewürze *TB 19018-0*

**Brian Snellgrove**
Das Geheimnis von Aura und Chakras *TB 19013-X*

**Hofmann, Keller, Kraaz, Wiegel**
Die zwölf Heilwunder der Natur *TB 19017-2*

**Beate Blaszok**
Das andere Reiki *TB 19016-4*

**Wulfing von Rohr**
Das Buch der Meister *TB 19019-9*